LE
RÉGIME ANTI-INFLAMMATOIRE

Programme de 10 semaines et plus de 200 recettes de guérison pour lutter contre l'inflammation et renforcer votre système immunitaire, du petit-déjeuner au dîner

Amber Hultin

Résumé

CHAPITRE 12 ....**136**

Collations et accompagnements 1 ....**136**

CHAPITRE 13 ....**156**

Collations et accompagnements 2 ....**156**

Introduction

Lorsque vous luttez contre l'inflammation, vous savez que c'est une vraie lutte. Cela se produit dans votre corps et votre esprit, ce qui peut être accablant et souvent épuisant. Après tout, il y a une raison pour laquelle la fatigue est un symptôme d'inflammation! Dans ce guide et dans vos recherches, vous rencontrerez divers conseils et techniques pour vous aider à adopter un mode de vie anti-inflammatoire et à vivre une vie plus saine, mais même cela peut être accablant. L'un des conseils essentiels que vous obtiendrez jamais lorsque vous serez dans ce combat est de créer votre propre plan d'action.

Cela signifie que vous devez faire plus que simplement dire à haute voix que vous allez commencer à vous concentrer sur votre santé et à réduire l'impact de l'inflammation chronique dans votre vie. Cela dépend de la manière dont vous allez l'implémenter dans votre vie. Cela comprend l'élaboration d'une procédure spécifique et utilisable. Un exemple concerne la consommation d'eau. Vous ne pouvez pas simplement dire que vous boirez plus d'eau chaque jour. Il serait préférable de déterminer la quantité et la manière dont vous boirez plus d'eau chaque jour. Utilisez cet exemple simple sur l'eau pour développer un plan réalisable et réaliste en suivant les étapes suivantes:

Identifiez ce que vous faites actuellement et soyez honnête! Pour l'exemple de l'eau, combien buvez-vous actuellement? N'essayez pas d'être «bon» pendant la période d'observation; Être réel. Combien de litres buvez-vous en moyenne en prélevant un échantillon de quelques jours? Être honnête vous aide à créer les bases sur lesquelles commencer à construire. Si vous trichez et essayez de faire plus que vous ne le faites habituellement pendant cette période, vous ne vous préparerez qu'à l'échec. Au lieu de cela, faites ce que vous faites habituellement et commencez par là.

Que puis-je faire et cela dépend de moi? Ce que vous voulez améliorer se trouve derrière cette question. Ne dites pas "buvez plus d'eau". Dites quelque chose comme: "Augmentez la quantité d'eau que je bois chaque jour de cinq tasses à huit". Ou "Buvez au moins neuf tasses d'eau par jour". Soyez précis et réaliste lorsque vous définissez votre objectif.

Comment y parvenez-vous? Allez-vous régler l'alarme pour vous rappeler de boire une tasse ou deux d'eau? Ou voulez-vous une nouvelle bouteille d'eau à remplir avec votre quantité quotidienne d'eau que vous pouvez boire tout au long de la journée, en vous assurant qu'elle est vide avant de vous coucher? Vous devez préciser comment vous comptez suivre la manière dont vous atteignez votre objectif et ce que vous utiliserez pour vous aider à l'atteindre. Cela peut changer au fur et à mesure que vous commencez à travailler vers votre objectif, mais l'idée est spécifique à ce que vous voulez essayer. Par exemple, si vous trouvez qu'une grande bouteille d'eau n'est pas réaliste à transporter toute la journée, vous trouvez peut-être une bouteille d'eau plus petite que vous savez devoir remplir trois fois par jour, puis réglez votre alarme pour vous rappeler: " Terminez et remplissez pendant la journée ».

Gardez un œil sur les petites actions réalisables que vous pouvez prendre pour atteindre vos objectifs de santé plus larges. Appliquez cette formule à tous les changements que vous comptez apporter suite au régime anti-inflammatoire. Pensez à la façon dont vous aborderiez la consommation de fruits et légumes ou d'inclure du poisson par semaine. Expliquez comment vous avez l'intention de supprimer les sucres et les graisses saturées ou de gérer les occasions spéciales et les tentations qui ne manqueront pas de venir. Ne vous submergez pas d'un million de plans d'action différents, mais choisissez plutôt un couple sur lequel vous concentrer et continuez à vous concentrer sur votre santé à mesure que vous développez de nouvelles habitudes anti-inflammatoires.

Rappelez-vous, c'est votre vie et votre relation avec la nourriture. Nous sommes tous différents et votre corps peut réagir aux aliments différemment de quelqu'un d'autre. Cela signifie que votre plan peut ne pas ressembler à celui de quelqu'un d'autre, et ce n'est pas grave! Sélectionnez une modification que vous souhaitez apporter et intégrez votre plan personnalisé. Une fois que vous avez trouvé la différence et le «comment» qui fonctionne pour votre vie et vos besoins, passez à vos étapes. Vous trouverez ci-dessous quelques variantes parmi lesquelles choisir qui vous aideront à adopter le régime anti-inflammatoire. Certains sont «à faire», tandis que d'autres sont «à éviter».

Le plan "Régime anti-inflammatoire complet"

Retirez la malbouffe et les aliments transformés de la cuisine, du garde-manger, des tiroirs, du travail et de la vie. Gardez un œil sur les étiquettes des ingrédients pour tout ce qui est préemballé pour vous assurer que ce que vous mangez est réellement sain et non de la malbouffe déguisée. Mangez des aliments entiers quand vous le pouvez. Vous ne pouvez pas toujours choisir la vraie nourriture parce que la vie est trépidante, mais prévoyez quand cela peut arriver. Par exemple, au lieu d'acheter une pâtisserie et du café transformé sur le chemin du travail le matin, préparez quelque chose qui soutiendra votre vie saine la veille, afin que vous puissiez le prendre le matin avant de partir, mais sans les conséquences négatives sur la santé. . (et frais supplémentaires!).

Augmentez la quantité de fruits que vous mangez chaque jour. Il peut être frais, en conserve ou congelé, mais s'il n'est pas frais, assurez-vous qu'il n'y a pas de sucres ni d'ingrédients ajoutés. Le jus de fruit ne compte pas car il perd la plupart des nutriments nécessaires que contient le fruit entier.

Mangez plus de légumes chaque jour. Ceux-ci peuvent également être frais, en conserve ou congelés comme des fruits. En outre, ils ne doivent pas contenir de sucre ou d'ingrédients ajoutés s'ils sont emballés. Certaines personnes n'aiment pas le goût des légumes. CA va bien! Essayez d'en prendre quotidiennement d'une manière peu élaborée. Trouvez-en quelques-uns que vous pouvez manger souvent et, si nécessaire, ajoutez quelques portions dans des soupes, des smoothies ou des jus de fruits.

Concentrez-vous sur les grains entiers à chaque repas. Parfois, le riz brun et le pain grillé peuvent devenir un peu «vieux» pour vos papilles gustatives. Il existe de nombreux choix et il peut être amusant d'expérimenter un peu. Recherchez quelques options différentes en magasin comme le riz sauvage, le couscous, le teff, le kamut, le quinoa, le sarrasin, l'épeautre et le millet. Faites un défi amusant pour trouver d'autres façons de préparer ces divers ingrédients.

Mangez du poisson gras d'eau froide deux fois par semaine. Recherchez des poissons sauvages ou issus de sources durables.

Augmentez votre consommation de protéines supplémentaires ou de sources d'acides gras oméga-3, y compris les graines de chia, les graines de lin, les graines de chanvre, l'edamame ou les noix.

Réduisez votre consommation de caféine à deux tasses par jour. Une tasse équivaut à 30 ml. Lorsque vous buvez autre chose que de l'eau, choisissez des thés tels que le rooibos, le café blanc ou vert ou noir.

Apportez avec vous un sachet de fruits séchés mélangés, crus, entiers et graines à consommer tout au long de la journée.

Grignotez des olives tout au long de la journée pour vous assurer d'avoir beaucoup de «bonnes» graisses dans votre alimentation.

Remplacez vos huiles de cuisson par de l'huile d'avocat ou de l'huile d'olive extra vierge.

Éliminez les aliments contenant du sucre raffiné ajouté. L'étiquette nutritionnelle fournit ces informations pour déterminer si le sucre contenu dans le produit provient de sources de sucre raffiné ajouté ou d'édulcorants naturels. La liste des ingrédients est actuellement nécessaire pour cette information, mais sera bientôt facilement identifiable sur l'étiquette sous la ligne «sucre».

Réduisez les gras trans. Il y a des termes clés dans la liste des ingrédients des aliments emballés qui sont des «signaux d'alarme» et vous devez éviter cet aliment. Par exemple, évitez tout ce qui dit «huile partiellement hydrogénée» ou «huile hydrogénée».

Augmentez votre activité physique. Cela peut signifier que vous vous levez et que vous vous promenez dans la maison plusieurs fois par jour ou que vous vous garez plus loin de la porte d'entrée. Trouvez des moyens de vous concentrer davantage sur l'activité physique tout au long de la journée, même par petites rafales.

Dormez suffisamment chaque nuit. Essayez de développer une bonne routine nocturne qui vous aide à vous endormir et à rester endormi pendant sept à neuf heures. Il vous aide à vous sentir mieux le lendemain et permet à votre corps de se régénérer tout au long de la soirée. Une seule nuit de sommeil perdu peut enflammer vos cellules et commencer à endommager vos tissus. Créez un plan pour vous aider à éviter cela à tout prix.

Concentrez-vous sur la réduction du stress constant dans votre vie tous les jours. Des choses comme la respiration profonde ou la méditation sont d'excellents outils pour vous aider à calmer votre corps et à faire face au stress. Le stress peut endommager votre corps et votre esprit, en particulier lorsqu'il s'agit de stress chronique. Il serait préférable de créer un plan pour faire face au stress de la vie quotidienne et aux grandes choses qui peuvent faire dérailler tout votre travail acharné.

Comment lancer et maintenir votre plan

Encore une fois, la meilleure façon de mettre en œuvre ce plan de régime anti-inflammatoire est de s'attaquer à un élément à la fois avec une série d'étapes réalistes. C'est un processus graduel qui peut vous aider à entrer dans ce style de vie avec confiance et succès. Cette approche étape par étape est ce qui permettra à votre plan de démarrer avec succès et de vous permettre de continuer à long terme. Chaque fois que vous faites un pas en avant responsable et durable, vous continuez à avancer sur votre chemin vers une vie anti-enflammée, saine et heureuse. Certaines personnes peuvent adopter ce plan en quelques semaines, tandis que d'autres peuvent prendre plus de six mois pour développer un programme complet pour elles-mêmes. Ne vous concentrez pas sur ce que fait quelqu'un d'autre, mais plutôt sur ce qui fonctionnera pour vous.

Et ce n'est pas parce que vous ne voyez pas de changement immédiat que cela ne fonctionne pas. Chaque choix positif que vous faites se combine avec l'autre choix positif que vous continuez à faire, déclenchant une vague d'actions de guérison et de soutien dans votre corps. Vous ne les remarquerez peut-être pas encore, mais vous devez être sûr qu'ils travaillent en votre faveur. Finalement, vous verrez une vie plus régulière ou ressentirez plus d'énergie ou même minimiserez la maladie lorsque vous en ferez votre style de vie!

CHAPITRE 1

Qu'est-ce que c'est?

Un régime anti-inflammatoire ne sert pas uniquement à perdre du poids, bien que vous puissiez perdre du poids avec ce régime. Ce n'est pas un voyage limité de trois semaines pour repousser l'inflammation actuelle du corps. Ce n'est pas un faux pas rapide vers la santé. Il offre une nouvelle approche spécifique de votre vie: un mode de vie complet avec tous les nutriments et minéraux, calories et protéines dont vous avez besoin pour vivre bien et heureux. Les composants du régime anti-inflammatoire aideront à améliorer votre santé globale en fournissant les nutriments et les composés anti-inflammatoires nécessaires pour permettre à votre corps de se guérir et de maintenir le bon équilibre. Vous commencerez à remarquer des changements dans la façon dont vous vous sentez. Vous aurez un sentiment d'énergie renouvelée. Votre peau prendra un éclat indéniablement sain. Votre corps fonctionnera correctement, produisant de nouvelles cellules saines, et cela calmera le chaos de l'inflammation dans votre système. Pour suivre le régime anti-inflammatoire et en tirer les bienfaits pour la santé, vous devez vous comprendre.

Les symptômes de l'inflammation

Les principaux signes d'inflammation comprennent: chaleur, rougeur, douleur, gonflement et perte de la fonction musculaire. Ces symptômes dépendent de la partie enflammée du corps et de sa cause. Certains des signes répandus d'inflammation chronique sont:

- Infections fréquentes
- Gain de poids
- Douleur physique.
- Insomnie
- Fatigue
- Troubles de l'humeur tels que l'anxiété et la dépression
- Problèmes gastro-intestinaux tels que diarrhée, constipation et reflux acide.

Les symptômes typiques de l'inflammation dépendent de divers problèmes d'effet inflammatoire. Lorsque le corps défend le mécanisme qui affecte la peau, il provoque des éruptions cutanées. Lorsqu'il s'agit de polyarthrite rhumatoïde, elle affecte les articulations. La plupart des signes et symptômes observés sont la fatigue, les picotements, les douleurs articulaires, la raideur et l'enflure.

De même, lorsque l'inflammation intestinale se produit, elle affecte généralement le système digestif. Ses signes habituels sont des ulcères hémorragiques, de l'anémie, une perte de poids, des ballonnements, des courbatures, de la diarrhée et des douleurs à l'estomac. Avec la sclérose en plaques, la maladie survient sur la gaine de myéline, qui recouvre les cellules nerveuses. Ses signes consistent en des problèmes d'évanouissement, de vision double, de vision trouble, de fatigue et de problèmes cognitifs.

Si vous ressentez l'un des symptômes et des problèmes de santé, vous souffrez peut-être d'une inflammation. De nombreuses personnes le lient à des douleurs articulaires telles que l'arthrite, qui peuvent être signalées par un gonflement et une douleur. Le problème est lié à des problèmes de santé, pas seulement à des articulations enflées. Cependant, toute la douleur n'est pas mauvaise. Par exemple, une inflammation aiguë est vitale lors de la récupération d'une cheville tordue et enflée.

Il est facile de détecter les signes et les causes de l'inflammation chronique. L'insomnie, la prédisposition génétique, la prise alimentaire et d'autres habitudes individuelles peuvent en être la cause. De même, une inflammation résultant d'une allergie peut également se développer dans les intestins.

Voici quelques-uns des symptômes qui peuvent indiquer que vous souffrez d'inflammation:

•	Si vous vous sentez toujours fatigué au point de ne pas vous endormir, de ne pas dormir suffisamment ou de trop dormir.

•	Souffrez-vous de courbatures ou de douleurs occasionnelles? Cela peut également signifier que vous souffrez d'arthrite.

•	Avez-vous des douleurs aux intestins ou à l'estomac? La douleur peut créer une inflammation. L'inflammation intestinale peut également provoquer des crampes, des ballonnements et des selles molles.

•	Un ganglion lymphatique enflé est un autre signe d'inflammation. Ces nœuds se trouvent dans le cou, les aisselles et l'aine, qui gonflent en cas de problème dans votre système. Lorsque vous avez mal à la gorge, les nœuds de votre cou gonflent parce que le système de défense du corps a détecté la maladie. Ces ganglions lymphatiques réagissent lorsque le corps combat l'infection. Les nœuds se remodèlent au fur et à mesure que vous guérissez.

•	Avez-vous le nez bouché? Si tel est le cas, c'est peut-être un symptôme d'irritation des voies nasales.

•	Parfois, votre épiderme peut faire saillie en raison d'une inflammation interne.

Aliments à manger

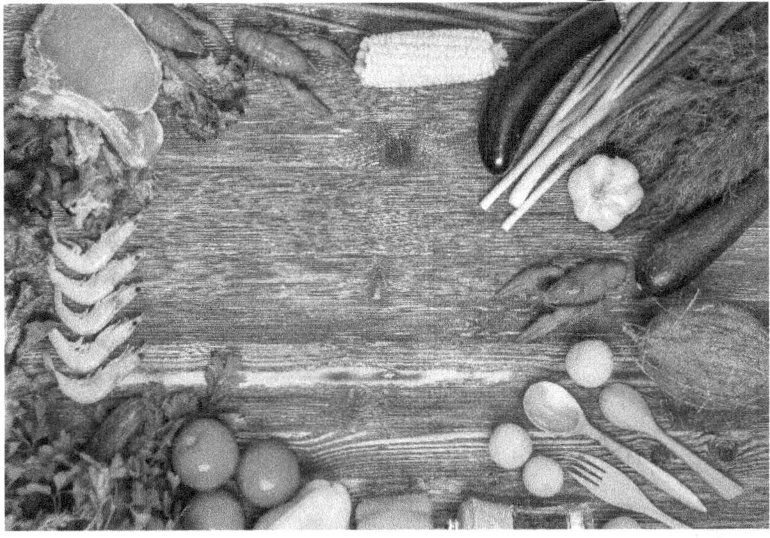

Si vous avez déjà une alimentation saine et appropriée, vous n'aurez aucun problème à incorporer ces aliments dans vos repas. Vous pouvez déjà les aimer et avoir besoin de quelques ajustements pour augmenter leur présence dans la planification des repas. Certains des bons aliments qui préviennent et réduisent l'inflammation chronique sont les suivants

Les acides gras omega-3

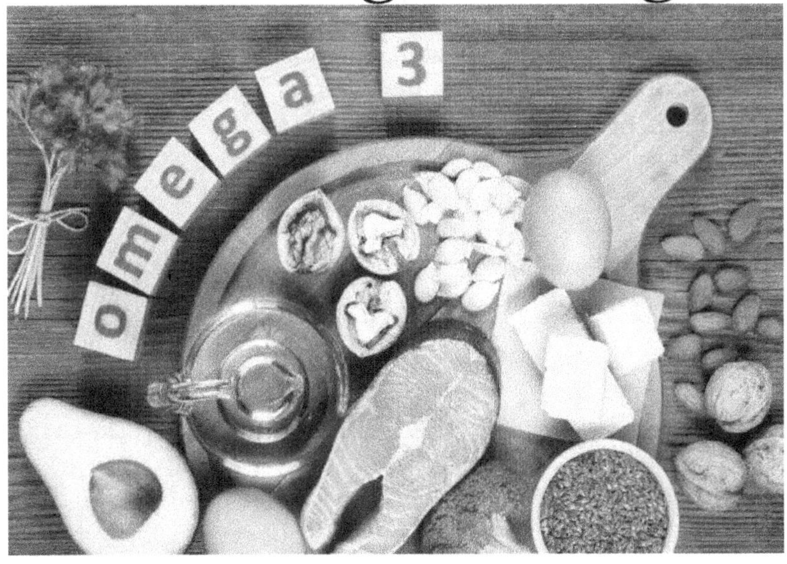

Les acides gras oméga-3 se trouvent dans le poisson et l'huile de poisson. Ils calment les globules blancs et les aident à se rendre compte qu'il n'y a aucun danger de retour à la dormance. Le saumon sauvage et d'autres poissons sont de bonnes sources; Il est recommandé de les manger trois fois par semaine. Les autres aliments riches en oméga-3 sont la farine de lin et les haricots secs tels que les haricots de mer, les haricots rouges et le soja. Un supplément Omega3 peut être utile si vous ne parvenez pas à ingérer des quantités suffisantes de ces aliments.

Fruits et légumes

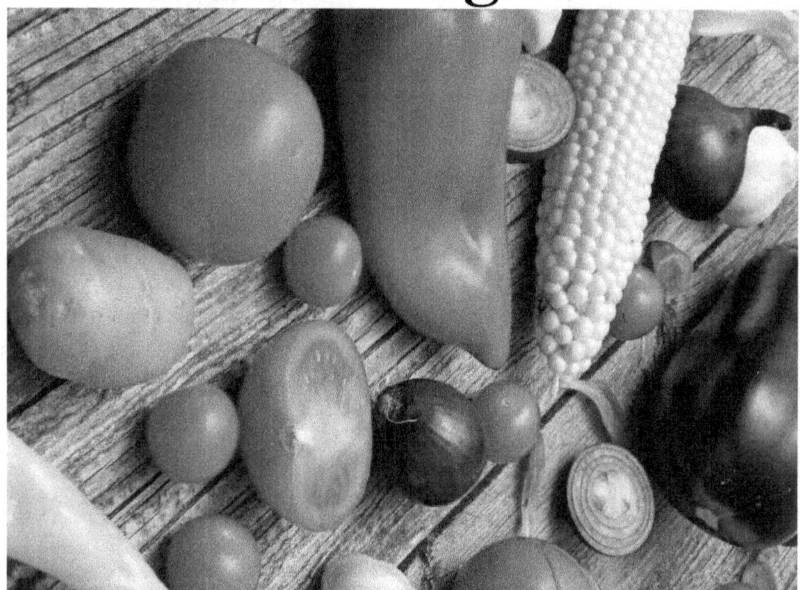

La plupart des fruits et légumes sont anti-inflammatoires. Ils sont naturellement riches en antioxydants, caroténoïdes, lycopène et magnésium. Les légumes à feuilles vert foncé et les fruits et baies colorés inhibent grandement l'activité des globules blancs.

Huiles et graisses protectrices

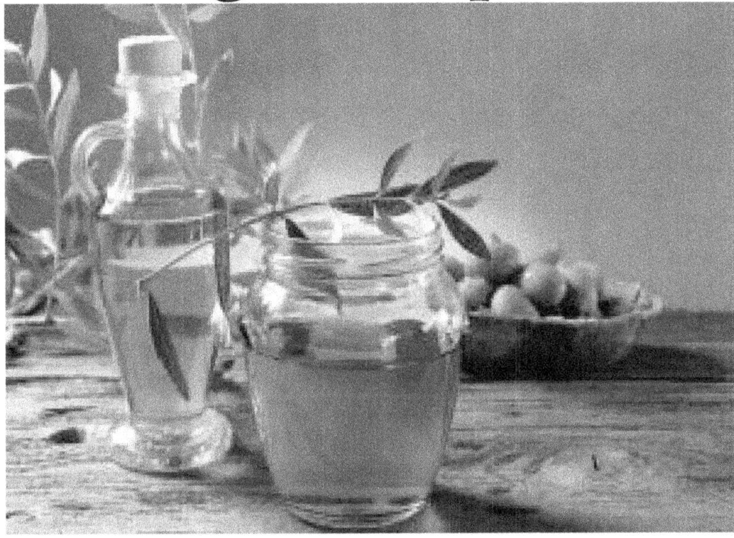

Oui, certaines huiles et graisses sont bonnes pour les personnes souffrant d'inflammation chronique. Ils comprennent l'huile de coco et l'huile d'olive extra vierge. Du beurre ou de la crème peuvent également être consommés. Le ghee, à base de beurre, est encore meilleur car il manque de lactose et de caséine - les mêmes ingrédients causent tant de problèmes si vous souffrez d'intolérance au lactose ou de sensibilité au blé.

Fiber

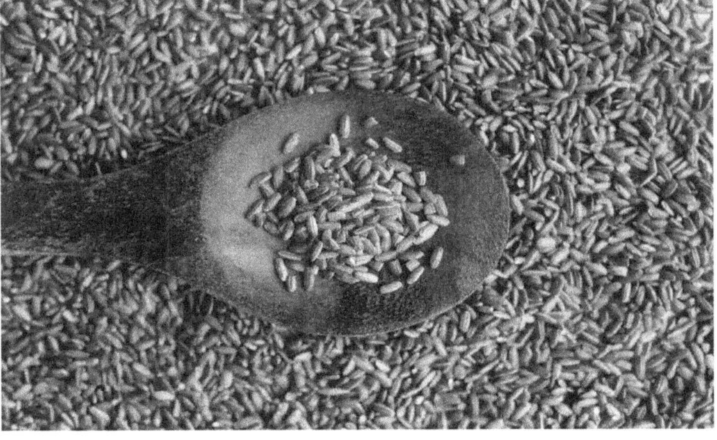

La fibre permet aux déchets de circuler dans le corps. Étant donné que la grande majorité de nos cellules immunitaires résident dans l'intestin, il est essentiel de garder votre intestin heureux. Si vous ne pouvez pas obtenir suffisamment de fibres, n'hésitez pas à prendre un supplément de fibres.

Divers

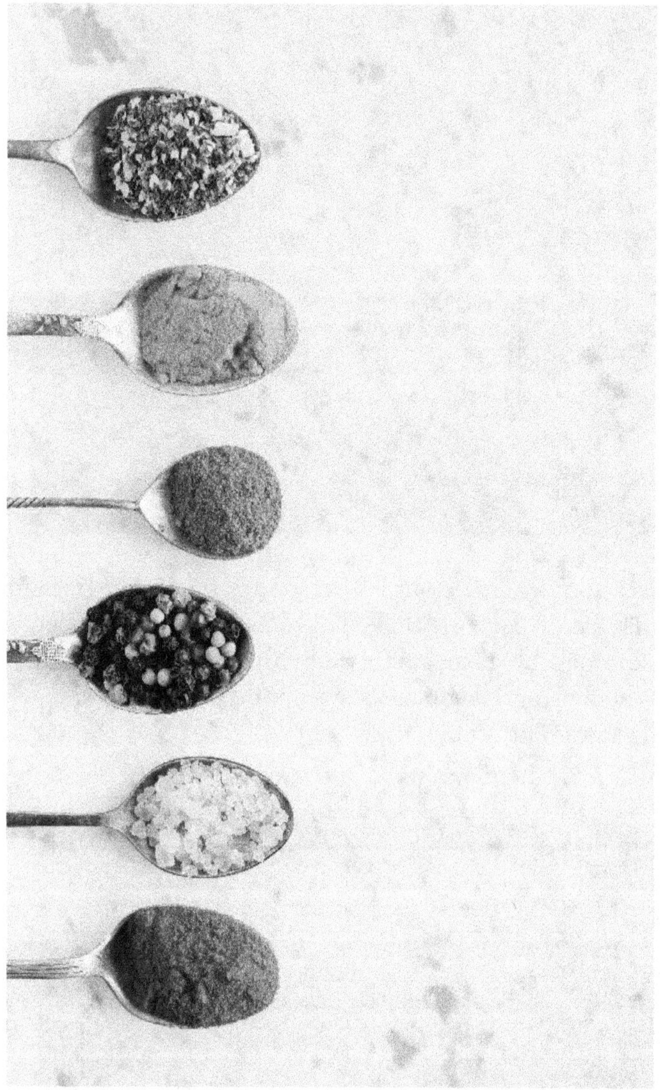

Mangez des aliments avec des épices et des herbes au lieu de mauvaises graisses et d'huiles dangereuses. Les épices comme le curcuma, le cumin, les clous de girofle, le gingembre et la cannelle peuvent améliorer l'apaisement des globules blancs. Les herbes comme le fenouil, le romarin, la sauge et le thym réduisent également l'inflammation en ajoutant de nouvelles saveurs délicieuses aux aliments.

Les aliments fermentés tels que la choucroute, le babeurre, le yogourt et le kimchi contiennent des bactéries utiles qui préviennent l'inflammation.

Les collations saines comprendraient une quantité limitée de yogourt nature non sucré avec un mélange de fruits, de céleri, de carottes, de pistaches, d'amandes, de noix et d'autres fruits et légumes.

Aliments à éviter

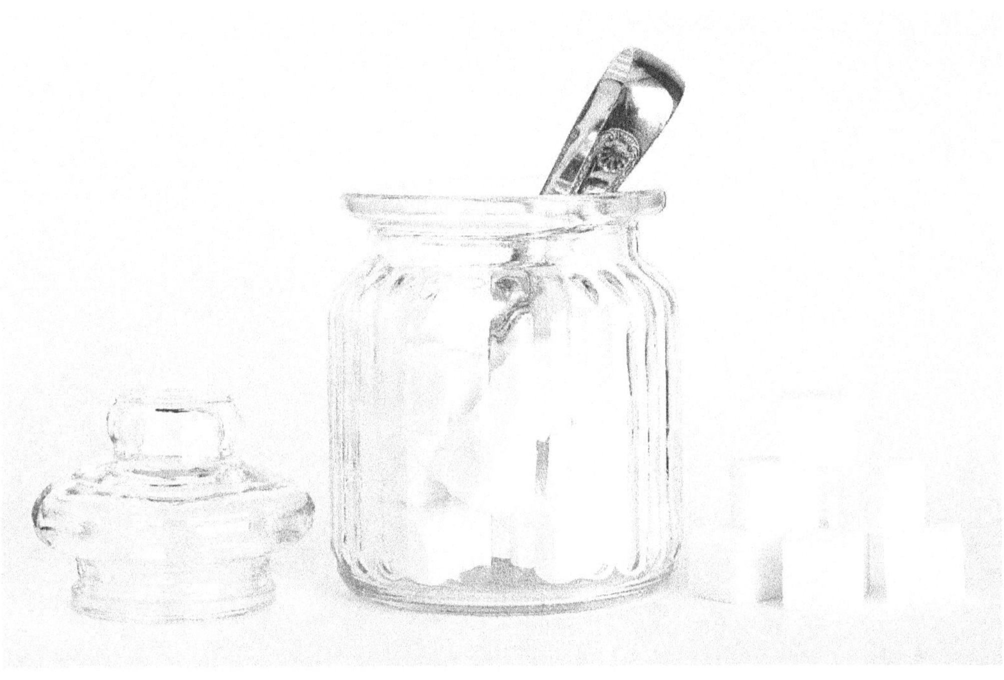

Bien que de nombreux aliments devraient être inclus dans votre alimentation pour aider à réduire l'inflammation chronique, il y a aussi certains aliments que vous devez éviter pour essayer de réduire l'inflammation.

Les aliments transformés et les sucres sont deux des principaux responsables de l'inflammation dans le régime alimentaire occidental. Les aliments transformés sont hautement raffinés, ce qui leur fait perdre une grande partie de leurs fibres naturelles et de leurs nutriments. Ils sont souvent riches en oméga-6, en gras trans et en gras saturés, ce qui augmente l'inflammation.

Le sucre est l'un des pires contrevenants en ce qui concerne l'augmentation de l'inflammation. Non seulement il se cache dans de nombreux aliments, mais plusieurs études ont montré qu'il crée également une dépendance. Pour cette raison, vous devez vous attendre à passer par une phase de sevrage lorsque vous le supprimez de votre alimentation. Cela peut souvent causer des maux de tête, des fringales et de la paresse. Donnez-vous un peu de temps pour permettre à votre corps d'y faire face. Vous n'êtes pas obligé de supprimer complètement les sucres naturels de votre alimentation, mais vous devez vous efforcer de les manger plusieurs fois par semaine et pas plus d'un repas par jour.

La plupart des aliments frits doivent également être évités. Ils sont généralement cuits dans des huiles transformées ou du saindoux et sont enrobés d'une farine raffinée qui favorise l'inflammation.

Vous devrez faire attention aux aliments connus sous le nom de morelles. Les solanacées peuvent être anti-inflammatoires, mais certaines personnes y sont sensibles; si vous constatez que vous avez plus d'inflammation après avoir consommé des aubergines par exemple, vous pouvez commencer à faire des substitutions dans vos recettes.

CHAPITRE 2

Principaux avantages du régime anti-inflammatoire

Certaines études suggèrent qu'un régime anti-inflammatoire peut aider à soulager les symptômes de plusieurs problèmes de santé.

L'athérosclérose peut être décrite comme une accumulation de plaque dans les artères et est courante chez les personnes âgées. Les chercheurs ont observé un lien entre l'athérosclérose subclinique et la mort liée à une maladie cardiaque; l'adhésion à un régime anti-inflammatoire peut aider à réduire les marqueurs inflammatoires spécifiques chez les personnes atteintes de diabète de type 2. Les personnes souffrant de diabète de type 2 et adhérant exclusivement au régime méditerranéen recommandé signalent des symptômes d'inflammation plus faibles que ceux qui ne pratiquent aucun régime anti-inflammatoire.

Le régime méditerranéen présente des similitudes significatives avec un régime anti-inflammatoire. Cela implique la sélection et la préparation d'aliments qui contiennent des protéines et poussent à passer aux produits laitiers faibles en gras. Les adeptes d'un régime méditerranéen préfèrent les protéines végétales saines telles que les haricots, les noix et les graines qui peuvent également fournir la bonne quantité de fibres alimentaires. Comme indiqué, les antioxydants sont essentiels dans notre alimentation pour aider à prévenir ou retarder les dommages cellulaires. Il est recommandé de sélectionner les fruits et légumes dans le spectre de couleurs pour permettre le contrôle et réduire l'inflammation et fournir une énergie constante. Un régime anti-inflammatoire devrait également permettre l'utilisation de divers minéraux et vitamines, acides gras essentiels, fibres alimentaires et phytonutriments protecteurs.

De plus, suivre un régime anti-inflammatoire peut aider à éviter l'obésité. Un régime anti-inflammatoire favorise la consommation de calories excessives qui peuvent entraîner une accumulation de tissu adipeux, conduisant à l'obésité. Le régime inflammatoire et l'obésité peuvent s'aligner de plusieurs manières. Premièrement, le régime anti-inflammatoire implique la consommation de glucides plus raffinés, de viandes transformées et de malbouffe. En raison de la nature hypocalorique de ces aliments et de l'absence ou de la faible teneur en fibres, une personne devra compenser la carence calorique et la sensation de satiété en mangeant plus que nécessaire. Deuxièmement, une personne suivant un régime inflammatoire peut passer plus de temps assis et à l'intérieur, ce qui incite par inadvertance la personne à consommer plus et à faire moins d'exercice.

En particulier, un régime anti-inflammatoire peut aider à gérer les conditions liées à l'inflammation chez les personnes déjà touchées. Par exemple, les demandes anti-inflammatoires pour éliminer les sucres raffinés et les amidons peuvent causer le diabète de type 2, le syndrome métabolique et l'obésité. Au lieu de cela, le régime anti-inflammatoire soutient la consommation de grains entiers tels que le riz brun riche en fibres et a une faible charge glycémique.

De cette manière, l'adhésion au régime anti-inflammatoire augmente l'état de santé à long terme d'un individu. Un régime anti-inflammatoire propose de réduire la consommation d'acides gras saturés et trans et favorise à la place un apport plus élevé en acides gras oméga-3. La consommation de graisses malsaines a été associée à un risque accru de maladie cardiovasculaire. L'un des effets négatifs des graisses malsaines est qu'elles se déposent sur les parois des vaisseaux sanguins, les rendant plus serrées, ce qui augmente la pression artérielle. L'augmentation de la pression artérielle peut endommager les vaisseaux sanguins et d'autres organes qui doivent s'adapter à un flux sanguin plus fort. Les directives de régime anti-inflammatoire poussent à la consommation d'huiles saines pour le cœur telles que l'huile d'olive ou les graines de lin.

En conséquence, le régime anti-inflammatoire peut abaisser la tension artérielle. Un régime anti-inflammatoire peut vous aider à perdre du poids indésirable, car il réduit les glucides raffinés et les graisses malsaines. Un régime anti-inflammatoire implique également que la consommation d'aliments riches en nutriments facilite le besoin de trop manger, ce qui contribue à une prise de poids malsaine et à l'obésité. La consommation d'aliments entiers et non transformés contribue également à créer la plénitude nécessaire et à éviter une consommation alimentaire excessive qui entraîne une prise de poids. La collecte de dépôts graisseux dans les vaisseaux sanguins entraînera un rétrécissement et éventuellement une hypertension artérielle. La plupart des aliments transformés contiennent également du sel dans le cadre des conservateurs, et un apport élevé en sel de table augmente la tension artérielle.

De plus, un régime anti-inflammatoire peut réduire la fatigue. Toute forme d'inflammation implique que le système immunitaire est impliqué. Lorsque le système immunitaire s'engage pleinement, les niveaux d'histamine augmentent également, ce qui fait que la personne se sent épuisée, fatiguée et de mauvaise humeur. On pense que la fatigue due aux actions du système immunitaire signifie ralentir votre corps et économiser de l'énergie. On pense également que la fatigue vous aide à vous reposer et à guérir avant de resserrer davantage le corps. Un régime anti-inflammatoire permet de minimiser ou d'éliminer l'inflammation, supprimant ou atténuant ainsi les effets du système immunitaire qui causent la fatigue.

Sans rapport avec l'obésité, un régime anti-inflammatoire peut vous aider à perdre du poids indésirable. Même si vous n'êtes pas obèse, vous pouvez être en surpoids. Un apport élevé en glucides raffinés et en sucres est une cause de prise de poids imprévue ainsi que d'autres causes non alimentaires telles qu'un mode de vie sédentaire. Les consommables glucidiques raffinés ont tendance à être pauvres en nutriments, ce qui signifie que vous en consommez plus que ce dont vous avez besoin pour obtenir les calories dont vous avez besoin. De plus, les consommables glucidiques raffinés manquent de fibres, ce qui signifie que vous ne vous sentez pas rassasié et que vous en consommez excessivement pour votre constitution. Heureusement, un régime anti-inflammatoire élimine les glucides raffinés et encourage la consommation d'autres produits nutritifs,

L'adhésion à un régime anti-inflammatoire présente également des avantages indirects. L'un de ces avantages est qu'un individu deviendra plus stable en raison de la minimisation de l'inflammation causée par les pratiques alimentaires. Certains des signes d'inflammation comprennent la douleur, la fatigue, l'enflure et l'immobilité. L'inflammation, dans cette perspective, peut entraîner des absences sur le lieu de travail ou à l'école. L'inflammation peut provoquer une gêne au travail ou à l'école, entraînant des problèmes de concentration. En s'attaquant aux déclencheurs de l'inflammation dans l'alimentation, une personne aura de meilleures chances d'atteindre son objectif au travail ou à l'école.

Un régime anti-inflammatoire peut favoriser un bon sommeil. La nourriture peut contribuer à une mauvaise qualité du sommeil ou à un sommeil irrégulier de plusieurs manières. Un régime qui augmente l'inflammation implique que vous aurez des difficultés à dormir régulièrement, et lorsque vous en aurez, votre sommeil sera de mauvaise qualité. Un régime inflammatoire peut provoquer des troubles de l'alimentation tels que se réveiller la nuit pour manger, ce qui perturbe la qualité et la durée du sommeil. En raison de la fatigue, vous pourriez avoir besoin de périodes fréquentes de sommeil court, ce qui affectera votre sommeil nocturne. Heureusement, un régime anti-inflammatoire peut s'attaquer aux causes de mauvais sommeil liées à l'alimentation en réduisant l'inflammation et en s'assurant que les repas contiennent suffisamment de calories et de nutriments.

Enfin, un régime anti-inflammatoire privilégie le choix et la variété, permettant à d'autres programmes diététiques de s'y fondre. Un régime anti-inflammatoire adopte une approche générale de tout régime qui réduit ou élimine l'inflammation, mais contient toujours les nutriments et les calories nécessaires à l'apport quotidien. En tant que régime général, plusieurs régimes s'alignent sur le régime anti-inflammatoire, tels que les régimes végétaliens et les régimes méditerranéens. En n'étant pas restrictif, un régime anti-inflammatoire permet aux gens de choisir, ce qui est essentiel au succès de toute approche diététique. La flexibilité dans un plan de repas est nécessaire en raison de facteurs tels que la disponibilité, le coût, l'importance culturelle et la saisonnalité qui influencent le choix de ce que vous consommez.

CHAPITRE 3

Plans de préparation des repas des semaines 1 et 2

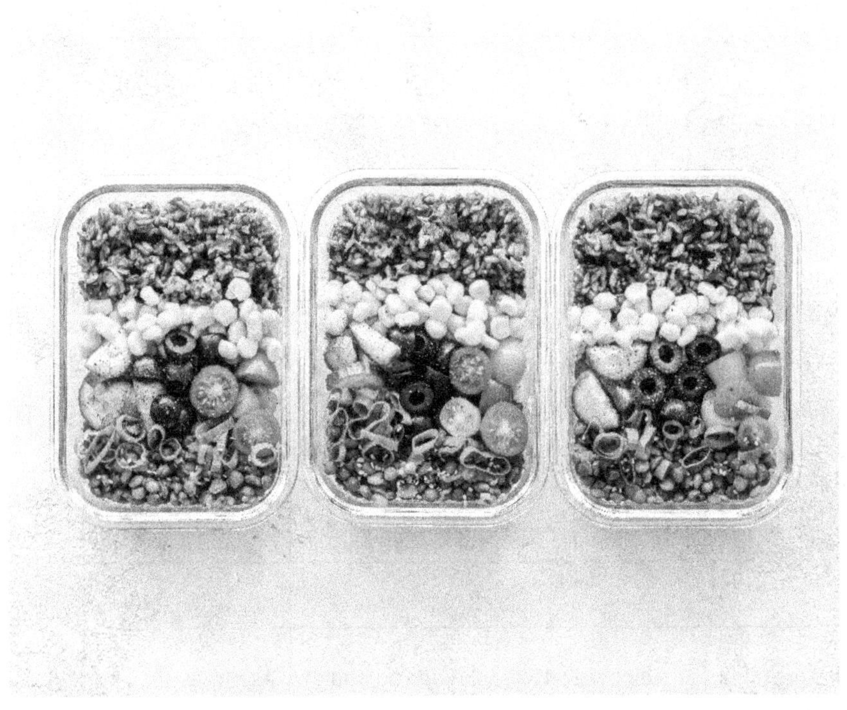

Jour	Petit-déjeuner	Déjeuner	Dîner	Collations / accompagnements
SEMAINE 1				
Lundi	Œufs brouillés au curcuma	Soupe Capellini au Tofu et Crevettes	Légumes rôtis avec patates	Brocoli cuit à la vapeur

			douces et haricots blancs	
mardi	Gruau pour le petit déjeuner	Salade de laitue iceberg et champignons	Tofu et légumes rôtis	Chou bouilli
Mercredi	smoothie aux myrtilles	Roquette avec vinaigrette Gorgonzola	Tofu à l'italienne et légumes d'été	Sauce aux légumes et au fromage
jeudi	Porridge pour le petit déjeuner	Fusilli aux tomates cerises et chou frisé	Brocoli épicé, chou-fleur et tofu à l'oignon rouge	Salade de chou violet au quinoa et edamame
vendredi	Omelette aux champignons au quinoa et aux asperges	Bol de riz et poulet	Tempeh et légumes racines cuits	Chou-fleur cuit à la vapeur
samedi	Smoothie aux épinards et aux cerises	Tarte shiitake et épinards	Légumes au poulet et à l'ail	Choux de Bruxelles et carottes coquines
dimanche	Smoothie tropical aux carottes, gingembre et curcuma	Salade de chou et d'orange avec vinaigrette aux agrumes	Patates douces épicées au curcuma, pomme et oignon au poulet	Riz au chou-fleur et citron
SEMAINE 2				
Lundi	Pudding de chia au lait doré	Riz aux crevettes au beurre de citron	Cuisses de poulet au miel et carottes	Asperges citronnées à la vapeur
mardi	Donuts protéinés au curcuma sans cuisson	Salade valencienne	Poulet au four au sésame et tamari aux haricots verts	Bettes rouges à l'ail citronné
Mercredi	Crêpes Choco-nana	Filet sauté aux raisins rouges et verts	Assiette de poitrine de dinde	Brocoli et carottes au

			aux légumes dorés	citron et au gingembre
jeudi	Barres de petit-déjeuner aux canneberges et patates douces	Aïoli aux œufs	Entrecôte poêlée aux choux de Bruxelles et vin rouge	Moutarde au curry
vendredi	Crêpes salées pour le petit-déjeuner	Aïoli sur courge spaghetti	Miso de saumon et haricots verts	Choux de Bruxelles et carottes "au fromage"
samedi	Œufs brouillés au saumon fumé	Ragoût de poulet au gingembre	Tilapia aux asperges et courge poivrée	Haricots verts à l'ail
dimanche	Smoothie framboise et pamplemousse	Feuilles de taro à la sauce coco	Flan de crevettes et citron vert avec courgettes et maïs	Salade de betteraves simples

CHAPITRE 4

Plans de préparation des repas des semaines 3 et 4

Jour	Petit-déjeuner	Déjeuner	Dîner	Collations / accompagnements
SEMAINE 3				
Lundi	Burger de petit-déjeuner avec pains à l'avocat	Steak de saumon poêlé aux herbes	Broccolini aux anchois amandes	Sauce au chou et à l'avocat
mardi	Omelette aux épinards et aux champignons	Salade de saumon fumé	Tilapia avec garniture aux pacanes et au romarin	Salade de chou aux épinards
Mercredi	Kale Curcuma Scramble	Couscous Pilaf à la Dinde	Truite vapeur aux haricots rouges et sauce chili	Salade de poulet au pesto
jeudi	Toast aux œufs de saumon pochés	Broccolini aux anchois amandes	Ratatouille	Sauce à l'avocat et aux poivrons
vendredi	Muffins aux œufs avec feta et quinoa	Poivrons farcis à l'amarante et au quinoa	Poivrons farcis italiens	Tartinade de bette à carde
samedi	Toast de saumon au fromage à la crème	Truite de mer grillée avec vinaigrette à l'ail et au persil	Saumon et courgettes aux herbes citronnées	Sauce aux olives et noix de coco

dimanche	Salade de petit-déjeuner le week-end	Sandwich à la salade de pois chiches et avocat aux canneberges	Burger aux haricots noirs à la patate douce	Sauce au poivre et au basilic

SEMAINE 4

Lundi	Gâteau aux carottes à l'avoine pendant la nuit	Délicieuse salade de thon	Poivrons farcis à la dinde et au quinoa	Sauce au cresson
mardi	Smoothie aux fraises et kiwi	Kilos de dinde	Zoodles à l'avocat et au pesto au saumon	Morceaux de boeuf
Mercredi	Omelette méditerranéenne	Salade César au chou frisé et roulé au poulet grillé	tarte au saumon	Poivrons farcis au fromage
jeudi	Gruau à l'érable	Recette de tilapia au four avec garniture au romarin et aux pacanes	Poulet et pois sautés	Crème de persil d'olive
vendredi	Gruau à la tomate	salade aux oeufs	Poulet Balsamique	Sauce aux champignons de base
samedi	Pudding de petit-déjeuner Chia	Salade de fruits de style hivernal	Riz frit à l'ananas	Crevettes aux bols de gombo
dimanche	Pain doré à la mijoteuse	Salade de saumon facile	Poulet rôti au curcuma et fenouil	Crème de céleri à tartiner au thym

CHAPITRE 5

Plans de préparation des repas Semaine 5 et 6

Jour	Petit-déjeuner	Déjeuner	Dîner	Collations / accompagnements
SEMAINE 5				
Lundi	Crackpot Banana Foster	Salade de pâtes santé	Saumon rôti aux pommes de terre et laitue romaine	Endive épicée à la muscade
mardi	Bol de burrito au poulet et quinoa	Salade de haricots aux épinards	Salade de quinoa	Sauce au concombre et yogourt
Mercredi	Gruau à la banane et aux bleuets aux noisettes	Salade de chou noir	Brocoli au thon	Sauce aux haricots blancs
jeudi	Pommes à la cannelle cuites à la vapeur à la mijoteuse	Soupe de patate douce	riz au chou-fleur	Purée d'avocat avec tranches de jicama
vendredi	Riz aux carottes aux œufs brouillés	Ragoût de lentilles au curry	Salade de poulet à l'orange	Sauce crémeuse au brocoli
samedi	Petit-déjeuner au tofu	Wrap tortilla aux haricots noirs	Potage	Rouleaux de truite fumée et mangue
dimanche	Petit-déjeuner omelette	Galettes de patates douces	Gaspacho de betterave	Kale Chips

SEMAINE 6				
Lundi	pommes de terre du petit déjeuner	Soupe aux champignons et à la noix de coco	Curry de lentilles	Bâtonnets de courgettes fumées à la dinde
mardi	Le petit déjeuner omelette	Soupe aux tomates détox	Soupe crémeuse de chou-fleur au curcuma	Pois chiches croquants
Mercredi	Biscuits farcis au petit déjeuner	soupe de chou-fleur	Soupe "Mange tes verts"	Chips de pommes de terre douces
jeudi	Petit-déjeuner en bateau à l'avocat	Salade de haricots shawarma	Soupe de patates douces et maïs	Mini muffin collation
vendredi	Casserole de petit-déjeuner	Pâtes au pesto aux noix et à la sauge et délicieuse citrouille	Soupe aux pois chiches au curry	Sucettes glacées au chia et aux fraises
samedi	Patates douces hachées	Omelette feta et épinards	Soupe de riz brun et miso shitake aux oignons verts	Brocoli et sésame sautés
dimanche	Shakshuka verte	Curry de noix de coco verte avec riz bouilli	Soupe à l'ail et aux lentilles	Pâté à l'aneth et au saumon

CHAPITRE 6

Plans de préparation des repas des semaines 7 et 8

Jour	Petit-déjeuner	Déjeuner	Dîner	Collations / accompagnements
SEMAINE 7				
Lundi	5 minutes de lait doré	Salade de poulet avec une touche chinoise	Soupe italienne à la courge d'été	Houmous de pois chiches et ail
mardi	Avoine coupée en acier avec kéfir et baies	Soupe de lentilles aux épices	Soupe au poulet et nouilles sans gluten	Barres au curcuma
Mercredi	Recette de muffins à la rhubarbe, aux pommes et au gingembre	Patates douces au four avec sauce tahini rouge	Soupe aux poireaux, poulet et épinards	Bonbons au curcuma
jeudi	Omelette aux champignons et aux épinards	Cuire le poulet avec les olives, les tomates et le basilic	Soupe au safran et saumon	Noix mélangées épicées au gingembre
vendredi	Crêpes sans gluten	Soupe de patates douces et poulet aux lentilles	Soupe de potiron aux crevettes	Rouleaux de thon épicés
samedi	Bouillie d'amarante aux poires rôties	Poulet aux haricots blancs et légumes verts d'hiver	Chaudrée de palourdes légère	Burrito végétarien

dimanche	Haché de petit-déjeuner aux pommes	Crevettes à l'ail et chou-fleur râpé	Piment aux haricots blancs	Choux épicés

SEMAINE 8

Lundi	Barres énergétiques au chocolat Chia sans cuisson	Spaghetti à l'ail et à la citrouille	Légumes grecs en couches	Barres au gingembre
mardi	Granola de sarrasin, cannelle et gingembre	Flan de poulet à l'ail avec basilic et tomates	Riz brun aux champignons, chou frisé et patates douces	Jus d'orange à la vanille et au curcuma
Mercredi	Pêches au miel de Ricotta aux amandes	Truite fumée enrobée de laitue	Broccolini aux anchois amandes	Gelée d'hibiscus au gingembre
jeudi	Bol petit-déjeuner au quinoa	Saumon en croûte aux noix et romarin	Tilapia avec garniture aux pacanes et au romarin	Pépites de curcuma
vendredi	Bol petit-déjeuner aux graines de lin fruitées	Salade de pâtes santé	Truite vapeur aux haricots rouges et sauce chili	Muffins à la farine de noix de coco
samedi	Poudre de pomme de terre et de protéines Lively Paleo	Salade de haricots aux épinards	Ratatouille	Bouchées énergétiques dorées sans cuisson
dimanche	Shakshuka épicée	Salade de chou noir	Poivrons farcis italiens	Barres banane et gingembre

CHAPITRE 7

Plans de préparation des repas des semaines 9 et 10

Jour	Petit-déjeuner	Déjeuner	Dîner	Collations / accompagnements
SEMAINE 9				
Lundi	Bol à la banane Choco Chia	Soupe de patate douce	Poivrons farcis italiens	Gummies Kombucha
mardi	Porridge protéiné puissant	Ragoût de lentilles au curry	Saumon et courgettes aux herbes citronnées	Barres protéinées au café cacao
Mercredi	Avo Toast avec œuf	Wrap tortilla aux haricots noirs	Burger aux haricots noirs à la patate douce	Brocoli cuit à la vapeur
jeudi	Quinoa rapide à la cannelle et au chia	Galettes de patates douces	Poivrons farcis à la dinde et au quinoa	Chou bouilli
vendredi	Recette de riz brun cuit au four avec prunes, poires et baies	Soupe aux champignons et à la noix de coco	Zoodles à l'avocat et au pesto au saumon	Sauce aux légumes et au fromage
samedi	Œufs énergétiques rapides et épicés	Soupe aux tomates détox	tarte au saumon	Salade de chou violet au quinoa et edamame

dimanche	Gruau aux bananes pour la nuit	soupe de chou-fleur	Poulet et pois sautés	Chou-fleur cuit à la vapeur

SEMAINE 10			
Lundi	Bonnes céréales aux canneberges et cannelle	soupe de chou-fleur	Poulet Balsamique	Choux de Bruxelles et carottes coquines
mardi	Semifreddo frais et fruité	Salade de haricots shawarma	Riz frit à l'ananas	Riz au chou-fleur au citron
Mercredi	Boulettes de porc sirupeuses à la sauce poêlée	Pâtes au pesto aux noix et à la sauge et délicieuse citrouille	Poulet rôti au curcuma et fenouil	Asperges citronnées à la vapeur
jeudi	Bol crémeux à la banane et à la cannelle	Omelette feta et épinards	Saumon rôti aux pommes de terre et laitue romaine	Bettes rouges à l'ail citronné
vendredi	Dinde à la saucisse au thym et à la sauge	Curry de noix de coco verte avec riz bouilli	Salade de quinoa	Brocoli et carottes au citron et au gingembre
samedi	Crackpot Banana Foster	Salade de poulet avec une touche chinoise	Brocoli au thon	Moutarde au curry
dimanche	Bol de burrito au poulet et quinoa	Soupe de lentilles aux épices	riz au chou-fleur	Choux de Bruxelles et carottes "au fromage"

CHAPITRE 8

Aliments de base

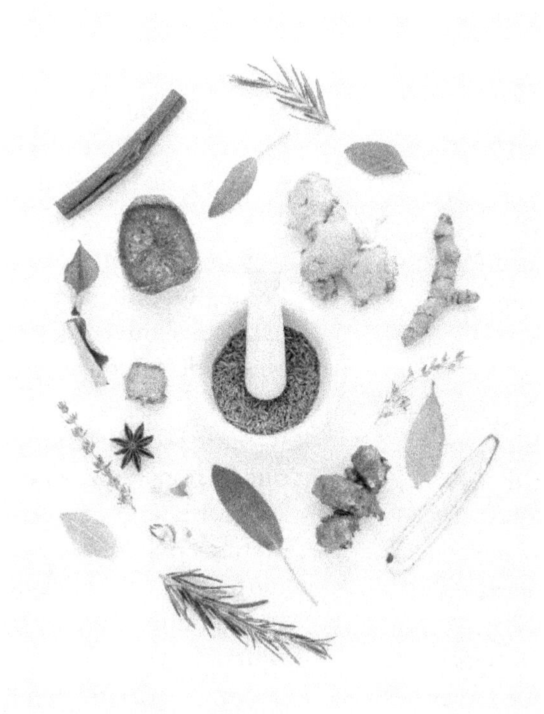

Pesto à la pistache

Temps de préparation: Cinq minutes
Temps de cuisson: 0 minutes
Portions: 4
Ingrédients:
- 2 tasses de feuilles de basilic, fraîches et bien emballées
- 1 tasse de pistaches, crues
- ½ tasse d'huile d'olive, divisée
- ½ tasse de parmesan, haché
- 2 cuillères à café de jus de citron, frais
- ½ cuillère à café d'ail en poudre
- Sel de mer et poivre noir au goût

Les indications:

Sortez le robot culinaire, mélangez le basilic, les pistaches et un quart de tasse d'huile d'olive pendant quinze secondes.

Ajouter le fromage, le jus de citron, l'ail en poudre et assaisonner de sel et de poivre. Versez le reste de l'huile d'olive et assurez-vous qu'elle est bien mélangée. Servir immédiatement et conserver au réfrigérateur pendant cinq jours.

Valeurs nutritionnelles:

- Énergie: 229
- Protéine: 5,5 grammes
- Lipides: 3,6 grammes
- Glucides: 3,8 grammes

Sauce César

Temps de préparation: Cinq minutes
Temps de cuisson: 0 minutes
Portions: 2
Ingrédients:

- ¼ tasse de mayonnaise Paléo
- 2 cuillères à soupe d'huile d'olive
- 2 gousses d'ail émincées
- ½ cuillère à café de pâte d'anchois
- 1 cuillère à soupe de vinaigre de vin blanc
- ½ cuillère à café de zeste de citron
- 2 cuillères à soupe de jus de citron, frais
- Sel de mer et poivre noir au goût

Les indications:

Fouettez tous les ingrédients ensemble. Il doit être émulsionné et combiné. Assaisonner de sel et de poivre, puis réfrigérer jusqu'à une semaine.

Valeurs nutritionnelles:

- Énergie: 167
- Protéine: 0,2 gramme
- Lipides: 18,9 grammes
- Glucides: 1,3 grammes

Haricots

Temps de préparation: Cinq minutes
Temps de cuisson: 1 heure
Portions: 5
Ingrédients:

- 230 grammes de haricots secs
- Eau filtrée (pour le trempage et la cuisson)
- 1 feuille de laurier
- 1 cuillère à café d'ail
- 1 cuillère à café de poudre d'oignon
- ½ cuillère à café de cumin
- Une pincée de sel de mer fin

Les indications:

Prenez un bol en verre et ajoutez les haricots. Couvrez-les d'eau, puis ajoutez une pincée de sel. Faites tremper pendant huit heures.

Égouttez-les et assurez-vous de bien les rincer, transférez-les dans une casserole et assaisonnez.

Mettez environ deux pouces d'eau et faites cuire à feu vif. Faites bouillir puis réduisez-le au minimum. Laissez mijoter pendant une heure. Servir.

Valeurs nutritionnelles:

- Énergie: 153
- Protéine: 10 grammes
- Lipides: 1 gramme
- Glucides: 28 grammes

Vinaigrette au citron de Dijon

Temps de préparation: 10 minutes
Temps de cuisson: 0 minutes
Portions: 13
Ingrédients:

- ¼ tasse d'huile d'olive

- 1 cuillère à café de moutarde de Dijon
- ½ cuillère à café de miel, cru
- ¼ cuillère à café de basilic
- 1 gousse d'ail émincée
- ¼ cuillère à café de sel de mer, fin
- 2 cuillères à soupe de jus de citron, frais

Les indications:

Mélangez tous les ingrédients et secouez vigoureusement. Conserver au réfrigérateur jusqu'à une semaine.

Valeurs nutritionnelles:

- Calories: 128
- Protéine: 0,1 gramme
- Lipides: 1,8 grammes
- Glucides: 1,8 grammes

Vinaigrette au tahini et citron vert

Temps de préparation: Cinq minutes
Temps de cuisson: 0 minutes
Portions: 1
Ingrédients:

- 3 cuillères à soupe d'eau
- 2 cuillères à soupe de jus de citron vert frais
- 1 cuillère à soupe de vinaigre de cidre de pomme
- 1/3 tasse de tahini (pâte de sésame)
- 1 cuillère à café de zeste de citron vert
- 1 1/2 cuillère à café de miel, cru
- Une pincée de sel de mer fin
- ¼ cuillère à café d'ail en poudre

Les indications:

Mélangez le tout et secouez jusqu'à ce que vous obteniez un mélange homogène. Servir.

Valeurs nutritionnelles:

- Énergie: 157

- Protéine: 6,2 grammes
- Lipides: 2,1 grammes
- Glucides: 5,1 grammes

Tout Aïoli

Temps de préparation: Cinq minutes
Temps de cuisson: 0 minutes
Portions: 2
Ingrédients:

- ½ tasse de lait entier
- 2 cuillères à café de moutarde de Dijon
- ¼ cuillère à café de miel, cru
- ½ cuillère à café de sauce piquante
- Une pincée de sel

Les indications:

Mélangez le tout et il se conservera au réfrigérateur jusqu'à trois jours.

Valeurs nutritionnelles:

- Calories: 43
- Protéine: 2 grammes
- Lipides: 2,4 grammes
- Glucides: 3,2 grammes

Sauce aux amandes Romesco

Temps de préparation: Cinq minutes
Temps de cuisson: 20 minutes
Portions: 2
Ingrédients:

- 2 poivrons rouges, hachés grossièrement
- 6 tomates cerises, hachées grossièrement
- 3 gousses d'ail, hachées grossièrement
- ½ oignon blanc, haché grossièrement
- 1 cuillère à soupe d'huile d'avocat
- 1 tasse d'amandes crues, blanchies
- ¼ tasse d'huile d'olive
- 2 cuillères à soupe de vinaigre de cidre de pomme

- Sel de mer et poivre noir au goût

Les indications:

Allumez le gril et laissez-le préchauffer.
Prenez une plaque à pâtisserie et tapissez-la
de papier d'aluminium.
Répartir les tomates, l'oignon, l'ail et le
poivron sur la plaque à pâtisserie et arroser
d'huile d'avocat. Faites cuire pendant dix
minutes puis prenez un mixeur.
Écrasez les amandes jusqu'à ce qu'elles soient
friables.
Ajoutez votre huile d'olive, vinaigre, légumes
verts, sel et poivre. Mélanger jusqu'à
consistance lisse. Il peut être conservé au
réfrigérateur jusqu'à cinq jours.
Alternativement, vous pouvez le congeler et
il se conservera pendant trois mois.

Valeurs nutritionnelles:

- Énergie: 358
- Protéines: 7,3 grammes
- Lipides: 32,2 grammes
- Glucides: 13,7 grammes

Vinaigrette au miel et citron vert aux herbes fraîches

Temps de préparation: 10 minutes
Temps de cuisson: 0 minutes
Portions: 1
Ingrédients:

- Jus de 4 limes
- 3 cuillères à soupe de miel
- 2 cuillères à soupe de vinaigre de cidre de pomme
- 2 cuillères à soupe de moutarde de Dijon
- 2 gousses d'ail émincées
- 3 échalotes, hachées finement
- ½ tasse de coriandre fraîche hachée grossièrement

Les indications:

Fouetter le jus de lime, le miel, le vinaigre, la
moutarde et l'ail dans un bol moyen. Mettez
l'échalote et la coriandre, mélangez.
Conservation: Conserver dans un bocal à vis
au réfrigérateur jusqu'à 5 jours.
Conseil de remplacement: pour une
vinaigrette plus épicée, ajoutez 1/2 cuillère à
café de poudre de chili ou de flocons de
piment.

Valeurs nutritionnelles:

- Calories: 82
- Matières grasses totales: 1 g
- Protéine: 1 g
- Glucides totaux: 21 g
- Fibre: 2g
- Sucre: 16 g
- Cholestérol: 0 mg

Vinaigrette simple pour vinaigrette aux agrumes

Temps de préparation: 10 minutes
Temps de cuisson: 0 minutes
Portions: 1
Ingrédients:

- Jus de 1 citron
- 2 cuillères à soupe de vinaigre de cidre de pomme
- 2 cuillères à soupe d'huile d'olive
- ½ cuillère à café de moutarde de Dijon
- 1 gousse d'ail émincée
- ¾ cuillère à café de sel
- 1 cuillère à café de poivre noir fraîchement moulu
- ½ cuillère à café d'origan séché

* ½ cuillère à café de thym séché

Les indications:

Mélanger le jus de citron, le vinaigre, l'huile, la moutarde, l'ail, le sel, le poivre, l'origan et le thym dans un bol moyen. Servir.

Valeurs nutritionnelles:

* Calories: 54
* Matières grasses totales: 5 g
* Graisses saturées: 1 g
* Protéine: 0 g
* Glucides totaux: 1 g
* Fibres: 0 g
* Sucre: 0 g
* Cholestérol: 0 mg

Vinaigrette piquante végétalienne César

Temps de préparation: 10 minutes
Temps de cuisson: 0 minutes
Portions: 1
Ingrédients:

* ¼ tasse de tahini
* 1 cuillère à café de moutarde de Dijon
* Jus de 1 citron
* 2 cuillères à café de câpres, hachées
* 3 gousses d'ail émincées
* 1 cuillère à café de sirop d'érable
* ½ cuillère à café de sel
* ½ cuillère à café de poivre noir fraîchement moulu
* 1 ou 2 cuillères à soupe d'eau froide

Les indications:

Mélanger le tahini, la moutarde, le jus de citron, les câpres, l'ail, le sirop d'érable, le sel et le poivre dans un bol moyen. Ajouter l'eau

1 cuillère à soupe à la fois si nécessaire pour diluer la vinaigrette jusqu'à obtention d'une consistance versable.

Valeurs nutritionnelles:

* Calories: 82
* Matières grasses totales: 7 g
* Graisses saturées: 1 g
* Protéine: 2 g
* Glucides totaux: 5 g
* Fibre: 1g
* Sucre: 1 g
* Cholestérol: 0 mg

Vinaigrette crémeuse à l'avocat

Temps de préparation: 10 minutes
Temps de cuisson: 0 minutes
Portions: 1
Ingrédients:

* 1 avocat, coupé en deux et dénoyauté
* 1 cuillère à soupe d'huile d'olive
* 2 cuillères à café de vinaigre de cidre de pomme
* 1 gousse d'ail, pelée mais entière
* Jus de 1 citron
* ½ cuillère à café d'oignon en poudre
* 1 cuillère à café de sirop d'érable
* 1 cuillère à café de moutarde de Dijon
* ½ cuillère à café de sel
* ½ cuillère à café de poivre noir fraîchement moulu
* 10 cuillères à soupe d'eau froide

Les indications:

Traitez la pulpe d'avocat avec un robot culinaire. Ajouter l'huile, le vinaigre, l'ail, le jus de citron, l'oignon en poudre, le sirop d'érable, la moutarde, le sel et le poivre et mélanger jusqu'à consistance lisse et crémeuse. Ajoutez autant d'eau que nécessaire, 1 cuillère à soupe à la fois, pour diluer jusqu'à obtenir une consistance épaisse mais versable.

Valeurs nutritionnelles:

* Calories: 105
* Matières grasses totales: 9 g
* Graisses saturées: 2 g
* Protéine: 1 g
* Glucides totaux: 7 g
* Fibre: 4g
* Sucre: 3 g
* Cholestérol: 0 mg

Sauce teriyaki au gingembre simple

Temps de préparation: Cinq minutes
Temps de cuisson: Cinq minutes
Portions: 1
Ingrédients:

* ¼ tasse de tamari
* 3 cuillères à soupe d'eau froide, plus 1 cuillère à café et demie
* 2 cuillères à soupe de miel
* 2 cuillères à soupe de vinaigre de riz
* 1 gousse d'ail émincée
* ½ cuillère à café de sriracha
* 1 cuillère à café et demie de gingembre frais râpé
* 1 1/2 cuillères à café de poudre d'arrow-root ou de fécule de maïs

Les indications:

Mélangez le tamari, 3 cuillères à soupe d'eau, le miel, le vinaigre, l'ail, la sriracha et le gingembre dans un bol moyen. Transférer dans une casserole moyenne et chauffer à feu moyen-vif.

Pendant que le mélange de tamari chauffe, dans un petit bol, mélanger les 1 1/2 cuillères à café restantes d'eau et la poudre d'arrow-root, en remuant bien pour incorporer. Épaissir pendant au moins 2 à 3 minutes.

Une fois que le mélange de tamari bout, baissez le feu à moyen-doux et fouettez avec un fouet. Continuez à battre la sauce dans la poêle pendant encore 1 à 2 minutes jusqu'à ce qu'elle épaississe légèrement. Mettez-le de côté.

Il y aura de plus gros morceaux d'ail et de gingembre dans cette sauce. Pour une sauce plus douce, mélanger dans un mélangeur pendant 10 à 20 secondes, jusqu'à ce que le gingembre et l'ail soient complètement incorporés.

Valeurs nutritionnelles:

* Calories: 40
* Matières grasses totales: 0 g
* Graisses saturées: 0 g
* Protéine: 2 g
* Glucides totaux: 9 g
* Fibres: 0 g
* Sucre: 7 g
* Cholestérol: 0 mg

Crème d'avocat

Temps de préparation: Cinq minutes
Temps de cuisson: 0 minutes
Portions: 1
Ingrédients:

* 1 avocat, coupé en deux et dénoyauté
* ¼ tasse de lait de coco entier
* Jus de 1 citron vert
* ¼ cuillère à café de sel
* ¼ tasse de feuilles de coriandre fraîche

Les indications:

Traitez la pulpe d'avocat avec un robot culinaire. Ajouter le lait de coco, le jus de lime, le sel et la coriandre et mélanger jusqu'à consistance lisse et crémeuse.

Valeurs nutritionnelles:

* Calories: 122

- Matières grasses totales: 11 g
- Graisses saturées: 4 g
- Protéine: 2 g
- Glucides totaux: 7 g
- Fibre: 4g
- Sucre: 2 g
- Cholestérol: 0 mg

Riz brun de base

Temps de préparation: 10 minutes
Temps de cuisson: 55 minutes
Portions: 2
Ingrédients:
- 1 tasse de riz brun
- 2½ tasses d'eau
- ½ cuillère à café de sel

Les indications:

Mélangez le riz, l'eau et le sel dans une casserole moyenne. Laisser mijoter, à découvert, à feu moyen-vif.
Réglez le feu à doux, couvrez et laissez mijoter dans les 45 minutes. Ne remuez pas le riz pendant la cuisson.
Lorsqu'il ne reste plus de liquide, retirez la casserole du feu et laissez-la refroidir pendant 10 minutes.
Soufflez doucement le riz à l'aide d'une fourchette pour éviter qu'il ne colle.

Valeurs nutritionnelles:

- Énergie: 138
- Matières grasses totales: 1 g
- Graisses saturées: 0 g
- Protéine: 3 g
- Glucides totaux: 29 g
- Fibre: 1g
- Sucre: 0 g
- Cholestérol: 0 mg

Quinoa salé aux herbes

Temps de préparation: 10 minutes
Temps de cuisson: 20 minutes
Portions: 3
Ingrédients:
- 1 tasse de quinoa, rincé
- 2 tasses de bouillon de légumes
- 1 ½ cuillère à soupe d'huile d'olive
- Jus de ½ citron
- ½ cuillère à café de sel
- ½ cuillère à café de poivre noir fraîchement moulu
- ½ tasse de persil frais haché
- ½ tasse de basilic frais haché
- 2 échalotes, hachées

Les indications:

Mélanger le quinoa et le bouillon dans une casserole et porter à ébullition à feu vif.
Réglez le feu à moyen-doux, couvrez, puis laissez mijoter pendant 15 à 20 minutes.
Retirer du feu et laisser reposer, couvert, encore 10 minutes.
Transférer dans un grand bol et ajouter l'huile d'olive, le jus de citron, le sel, le poivre, le persil, le basilic et l'échalote.
Remuer pour incorporer.

Valeurs nutritionnelles:

- Calories: 175
- Matières grasses totales: 6 g
- Graisses saturées: 1 g
- Protéine: 5 g
- Glucides totaux: 25 g
- Fibre: 3g
- Sucre: 2 g
- Cholestérol: 0 mg

Tempeh ou tofu mariné à l'ail et aux herbes

Temps de préparation: 30 minutes
Temps de cuisson: 20 minutes
Portions: 3
Ingrédients:

- 230g de tempeh
- 2 cuillères à soupe d'huile d'olive
- ¼ tasse de bouillon de légumes ou d'eau
- 1 cuillère à soupe de vinaigre de vin blanc
- 3 gousses d'ail émincées
- 1 cuillère à café et demie de thym séché
- ½ cuillère à café de sel
- ½ cuillère à café de poivre noir fraîchement moulu

Les indications:

Préchauffer le four à 200 ° C. Tapisser une plaque à pâtisserie de papier sulfurisé. Trancher le tempeh en travers en tranches de 2-3 cm d'épaisseur. Pour la marinade, mélanger l'huile, le bouillon, le vinaigre, l'ail, le thym, le sel et le poivre dans un grand bol. Mettez le tempeh dans la marinade et utilisez une cuillère pour bien l'enrober. Laisser mariner pendant au moins 10 minutes, puis retourner ou remuer et laisser mariner encore 10 minutes.

Versez le tempeh sur la casserole en une seule couche. Versez toute marinade supplémentaire sur la poêle et faites cuire pendant 15 à 20 minutes.

Valeurs nutritionnelles:

- Énergie: 233
- Matières grasses totales: 17 g
- Graisses saturées: 3 g
- Protéines: 14 g
- Glucides totaux: 9 g
- Fibres: 0 g
- Sucre: 0 g
- Cholestérol: 0 mg

CHAPITRE 9

Petit-déjeuner

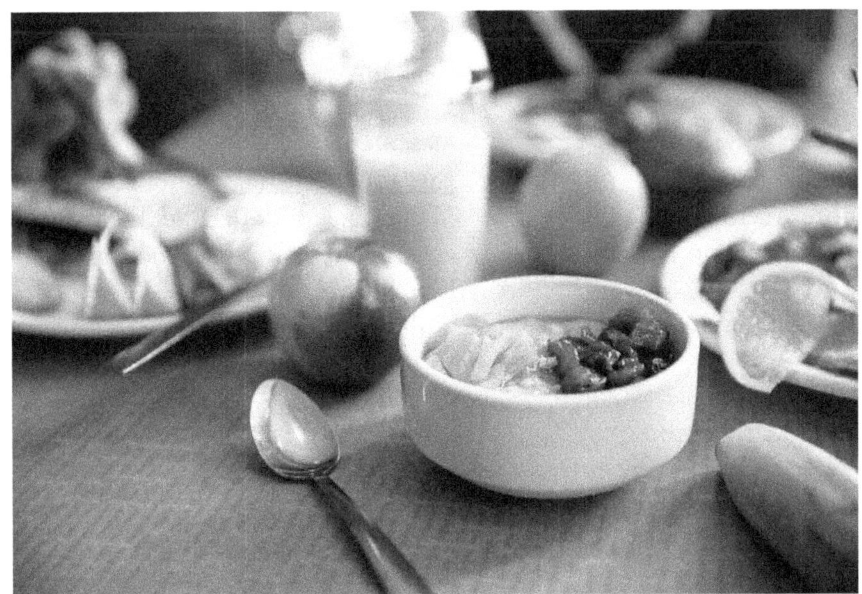

Œufs brouillés au curcuma

Temps de préparation: 10 minutes
Temps de cuisson: 15 minutes
Portions: 6
Ingrédients:
- 8 à 10 gros œufs, élevés au sol
- ½ tasse d'amandes non sucrées ou de lait de coco
- ½ cuillère à café de poudre de curcuma
- 1 cuillère à café de coriandre hachée
- ¼ cuillère à café de poivre noir
- Une pincée de sel

<u>Les indications:</u>
Préchauffez le four à 180 degrés.
Graisser une casserole ou une poêle résistante à la chaleur.
Dans un bol, fouettez l'œuf, le lait, le curcuma en poudre, le poivre noir et le sel.
Versez le mélange d'œufs dans la poêle - Faites cuire dans les 15 minutes.

Retirer, puis garnir de coriandre hachée sur le dessus.

Valeurs nutritionnelles:

- Énergie 203
- Matières grasses totales 16 g
- Glucides totaux 5 g
- Protéine 10g
- Sucre: 4 g
- Fibre: 1g
- Sodium: 303 mg

Gruau pour le petit déjeuner

Temps de préparation: Cinq minutes
Temps de cuisson: 8 minutes
Portions: 1
Ingrédients:

- 2/3 tasse de lait de coco
- 1 blanc d'oeuf fermier
- ½ tasse d'avoine à cuisson rapide sans gluten
- ½ cuillère à café de poudre de curcuma
- ½ cuillère à café de cannelle
- ¼ cuillère à café de gingembre

Les indications:

Mettre le lait végétal dans une casserole et chauffer à feu moyen.

Incorporer le blanc d'oeuf et continuer à battre jusqu'à ce que le mélange devienne lisse.

Mettez le reste des fixations et laissez cuire encore 3 minutes.

Valeurs nutritionnelles:

- Énergie 395
- Matières grasses totales 34 g
- Total glucides 19g
- Protéine 10g
- Sucre: 2 g
- Fibre: 3g
- Sodium: 76 mg

Smoothie aux myrtilles

Temps de préparation: Cinq minutes
Temps de cuisson: 0 minutes
Portions: 1
Ingrédients:

- 1 tasse de lait d'amande
- 1 banane surgelée
- 1 tasse de myrtilles surgelées
- 2 poignées d'épinards
- 1 cuillère à soupe de beurre d'amande
- ¼ cuillère à café de cannelle
- ¼ cuillère à café de poivre de Cayenne
- 1 cuillère à café de poudre de maca

Les indications:

Mélangez le tout dans un mélangeur jusqu'à ce que le tout soit bien mélangé. Sers immédiatement.

Valeurs nutritionnelles:

- Énergie 431
- Matières grasses totales 21 g
- Total glucides 56 g
- Glucides nets 48 g
- Protéine 10g
- Sucre: 38 g
- Fibre: 8g
- Sodium: 201 mg

Porridge pour le petit déjeuner

Temps de préparation: 15 minutes
Temps de cuisson: 0 minutes
Portions: 1
Ingrédients:

- 6 cuillères à soupe de ricotta bio
- 3 cuillères à soupe de graines de lin
- 3 cuillères à soupe d'huile de lin
- 2 cuillères à soupe de beurre d'amande cru bio

- 1 cuillère à soupe de pulpe de coco bio
- 1 cuillère à soupe de miel cru
- ¼ tasse d'eau

Les indications:

Mélangez tous les ingrédients dans un bol. Mélanger jusqu'à l'obtention d'un mélange homogène.

Mettre dans un bol et laisser refroidir avant de servir.

Valeurs nutritionnelles:

- Énergie 632
- Matières grasses totales 49 g
- Total glucides 32 g
- Glucides nets 26g
- Protéine 23g
- Sucre: 22 g
- Fibre: 6g
- Sodium: 265 mg

Omelette aux champignons au quinoa et aux asperges

Temps de préparation: Cinq minutes
Temps de cuisson: 30 minutes
Portions: 3
Ingrédients:

- 2 cuillères à soupe d'huile d'olive
- 1 tasse de champignons tranchés
- 1 tasse d'asperges, coupées en morceaux de 2 cm
- ½ tasse de tomate hachée
- 6 gros œufs fermiers
- 2 gros blancs d'œufs fermiers
- ¼ tasse de lait végétal
- 1 tasse de quinoa, cuit selon les instructions sur l'emballage
- 3 cuillères à soupe de basilic haché

- 1 cuillère à soupe de persil haché, garnir
- Sel et poivre au goût

Les indications:

Préchauffez le four à 180 degrés.

Chauffer l'huile d'olive à feu moyen dans une poêle.

Incorporer les champignons et les asperges, assaisonner de sel et de poivre au goût. Faire sauter pendant 7 minutes ou jusqu'à ce que les champignons et les asperges soient bien dorés. Ajouter les tomates et cuire encore 3 minutes. Mettre de côté.

Pendant ce temps, mélangez les œufs, le blanc d'œuf et le lait dans un bol à mélanger. Mettre de côté.

Mettre le quinoa dans un plat allant au four et garnir du mélange de légumes. Versez le mélange d'œufs.

Cuire 20 minutes ou jusqu'à ce que les œufs se soient solidifiés.

Valeurs nutritionnelles:

- Calories 450
- Matières grasses totales 37 g
- Total glucides 17 g
- Glucides nets 14 g
- Protéine 12g
- Sucre: 2 g
- Fibre: 3g
- Sodium: 60 mg

Smoothie aux épinards et aux cerises

Temps de préparation: Cinq minutes
Temps de cuisson: 0 minutes
Portions: 1
Ingrédients:

- 1 tasse de kéfir nature
- 1 tasse de cerises surgelées, dénoyautées

- 1/2 tasse de jeunes pousses d'épinards
- ¼ tasse d'avocat mûr écrasé
- 1 cuillère à soupe de beurre d'amande
- 1 morceau de gingembre pelé (1 cm)
- 1 cuillère à café de graines de chia

Les indications:

Mettez tous les ingrédients dans un mixeur.
Mélanger jusqu'à consistance lisse.
Laisser refroidir au réfrigérateur avant de servir.

Valeurs nutritionnelles:

- Calories 410
- Matières grasses totales 20 g
- Total glucides 47 g
- Glucides nets 37 g
- Protéine 17g
- Sucre: 33 g
- Fibre: 10g
- Sodium: 169 mg

Smoothie tropical aux carottes, gingembre et curcuma

Temps de préparation: Cinq minutes
Temps de cuisson: 0 minutes
Portions: 1
Ingrédients:

- 1 orange sanguine, pelée et épépinée
- 1 grosse carotte, pelée et hachée
- ½ tasse de morceaux de mangue surgelés
- 2/3 tasse d'eau de coco
- 1 cuillère à soupe de graines de chanvre crues
- ¾ cuillère à café de gingembre râpé
- 1 ½ cuillère à café de curcuma pelé et râpé
- Une pincée de poivre de Cayenne
- Une pincée de sel

Les indications:

Mélangez tous les éléments dans un mixeur jusqu'à obtenir un mélange homogène.
Réfrigérer avant de servir.

Valeurs nutritionnelles:

- Calories 259
- Matières grasses totales 6 g
- Total glucides 51 g
- Glucides nets 40 g
- 7 g de protéines
- Sucre: 34 g
- Fibre: 11g
- Sodium: 225 mg

Pudding de chia au lait doré

Temps de préparation: 6 heures
Temps de cuisson: 0 minutes
Portions: 4
Ingrédients:

- 4 tasses de lait de coco
- 3 cuillères à soupe de miel
- 1 cuillère à café d'extrait de vanille
- 1 cuillère à café de curcuma moulu
- ½ cuillère à café de cannelle moulue
- ½ cuillère à café de gingembre moulu
- ¾ tasse de yogourt à la noix de coco
- ½ tasse de graines de chia
- 1 tasse de baies fraîches
- ¼ tasse de flocons de noix de coco grillés

Les indications:

Mélangez le lait de coco, le miel, l'extrait de vanille, le curcuma, la cannelle et le gingembre dans un bol. Ajoutez le yogourt à la noix de coco.
Dans les bols, placez les graines de chia, les baies et les flocons de noix de coco.
Versez le mélange de lait.
Laisser refroidir au réfrigérateur pendant 6 heures.

Valeurs nutritionnelles:
* Énergie 337
* Matières grasses totales 11g
* Total glucides 51 g
* Protéine 10g
* Sucre: 29 g
* Fibre: 2g
* Sodium: 262 mg

Donuts protéinés au curcuma sans cuisson

Temps de préparation: 50 minutes
Temps de cuisson: 0 minutes
Portions: 8
Ingrédients:
* 1 ½ tasse de noix de cajou crues
* ½ tasse de dattes Medjool dénoyautées
* 1 cuillère à soupe de poudre de protéine de vanille
* ½ tasse de noix de coco râpée
* 2 cuillères à soupe de sirop d'érable
* ¼ cuillère à café d'extrait de vanille
* 1 cuillère à café de poudre de curcuma
* ¼ tasse de chocolat noir

Les indications:
Mélangez tous les éléments sauf le chocolat dans un robot culinaire.
Mélanger jusqu'à consistance lisse.
Rouler la pâte en 8 boules et les presser dans un moule à beignets en silicone.
Laissez refroidir pendant 30 minutes.
Pendant ce temps, réalisez l'enrobage de chocolat en faisant fondre le chocolat au bain-marie.
Une fois les beignets solidifiés, retirez les beignets du moule et arrosez de chocolat.

Valeurs nutritionnelles:
* Calories 320
* Matières grasses totales 26g

* Total glucides 20 g
* 7 g de protéines
* Sucre: 9 g
* Fibre: 2g
* Sodium: 163 mg

Crêpes Choco-Nana

Temps de préparation: Cinq minutes
Temps de cuisson: 6 minutes
Portions: 2
Ingrédients:
* 2 grosses bananes, pelées et écrasées
* 2 gros œufs fermiers
* 3 cuillères à soupe de cacao en poudre
* 2 cuillères à soupe de beurre d'amande
* 1 cuillère à café d'extrait de vanille pure
* 1/8 cuillère à café de sel
* Huile de coco pour le graissage

Les indications:
Préchauffer une poêle à feu moyen-doux et graisser la poêle avec de l'huile de coco.
Placer tous les ingrédients dans un robot culinaire et mélanger jusqu'à consistance lisse.
Versez une pâte (environ ¼ tasse) sur la casserole et formez une crêpe.
Cuire 3 minutes de chaque côté.

Valeurs nutritionnelles:
* Calories 303
* Matières grasses totales 17 g
* Total glucides 36 g
* 5g de protéines
* Sucre: 15 g
* Fibre: 5g
* Sodium: 108 mg

Barres déjeuner aux canneberges et patates douces

Temps de préparation: 10 minutes
Temps de cuisson: 40 minutes
Portions: 8
Ingrédients:
* 1 ½ tasse de purée de patates douces
* 2 cuillères à soupe d'huile de coco, dissoute
* 2 cuillères à soupe de sirop d'érable
* 2 œufs fermiers
* 1 tasse de farine d'amande
* 1/3 tasse de farine de noix de coco
* 1 ½ cuillère à café de bicarbonate de soude
* 1 tasse de bleuets frais, dénoyautés et hachés
* ¼ tasse d'eau

Les indications:
Préchauffez le four à 180 degrés.
Graisser une plaque à pâtisserie avec de l'huile de coco. Mettre de côté.
Mélanger la purée de patates douces, l'eau, l'huile de noix de coco, le sirop d'érable et les œufs dans un bol à mélanger.
Dans un autre bol, tamisez la farine d'amande, la farine de noix de coco et le bicarbonate de soude.
Mettez l'attache sèche sur l'attache humide. Mélanger.
Placer dans la poêle et presser sur les canneberges.
Cuire au four pendant 40 minutes ou jusqu'à ce qu'un cure-dent inséré au centre soit propre.
Laisser reposer ou refroidir avant de le retirer de la poêle.
Valeurs nutritionnelles:
* Calories 98
* Matières grasses totales 6 g
* Total glucides 9 g
* Protéine 3g
* Sucre: 7 g
* Fibres: 0,5 g
* Sodium: 113 mg

Crêpes salées pour le petit-déjeuner

Temps de préparation: Cinq minutes
Temps de cuisson: 6 minutes
Portions: 4
Ingrédients:
* ½ tasse de farine d'amande
* ½ tasse de farine de tapioca
* 1 tasse de lait de coco
* ½ cuillère à café de poudre de piment
* ¼ cuillère à café de poudre de curcuma
* ½ oignon rouge, haché
* 1 poignée de feuilles de coriandre, hachées
* Environ 1 cm de gingembre râpé
* 1 cuillère à café de sel
* ¼ cuillère à café de poivre noir moulu

Les indications:
Mélangez toutes les fixations jusqu'à ce qu'elles soient bien mélangées dans un bol.
Chauffer une poêle à feu doux et moyen et graisser avec de l'huile.
Versez ¼ tasse de pâte sur la poêle et étalez le mélange pour faire une crêpe.
Frire 3 minutes de chaque côté.
Valeurs nutritionnelles:
* Calories 108
* Matières grasses totales 2 g
* Total glucides 20 g
* 2g de protéines
* Sucre: 4 g
* Fibres: 0,5 g

- Sodium: 37 mg
- Potassium 95 mg

Œufs brouillés au saumon fumé

Temps de préparation: 10 minutes
Temps de cuisson: 10 minutes
Portions: 2
Ingrédients:
- 4 œufs
- 2 cuillères à soupe de lait de coco
- Ciboulette fraîche, hachée
- 4 tranches de saumon fumé sauvage, hachées
- Sel au goût

Les indications:

Battez l'œuf, le lait de coco et la ciboulette dans un bol.
Graisser la poêle avec de l'huile et chauffer à feu moyen-doux.
Mettez le mélange d'œufs dedans, puis remuez pendant la cuisson.
Lorsque les œufs commencent à se déposer, ajoutez le saumon fumé et laissez cuire encore 2 minutes.

Valeurs nutritionnelles:
- Énergie 349
- Matières grasses totales 23 g
- Glucides totaux 3g
- Protéine 29g
- Sucre: 2 g
- Fibre: 2g
- Sodium: 466 mg

Smoothie framboise et pamplemousse

Temps de préparation: Cinq minutes
Temps de cuisson: 0 minutes
Portions: 1
Ingrédients:
- Jus de 1 pamplemousse, fraîchement pressé
- 1 banane, pelée et coupée en tranches
- 1 tasse de framboises

Les indications:
Mélangez le tout dans un mélangeur jusqu'à consistance lisse. Réfrigérer avant de servir.
Valeurs nutritionnelles:
- Énergie 381
- Matières grasses totales 0,8 g
- Total glucides 96 g
- Glucides nets 85 g
- Protéine 4g
- Sucre: 61 g
- Fibre: 11g
- Sodium: 11 mg
- Potassium 848 mg

Burger de petit-déjeuner avec pains à l'avocat

Temps de préparation: 10 minutes
Temps de cuisson: Cinq minutes
Portions: 1
Ingrédients:
- 1 avocat mûr
- 1 oeuf fermier
- 1 tranche d'oignon rouge
- 1 tranche de tomate
- 1 feuille de laitue
- Graines de sésame pour la garniture
- Sel au goût

Les indications:
Coupez l'avocat en deux. Il servira de sandwich. Mettre de côté.
Graisser une poêle à feu moyen et faire revenir l'oeuf côté ensoleillé pendant 5 minutes ou jusqu'à ce qu'il se solidifie.
Assemblez le hamburger du petit-déjeuner en plaçant une moitié d'avocat sur le dessus

avec l'œuf, l'oignon rouge, la tomate et la feuille de laitue. Garnir du reste du sandwich à l'avocat.

Garnir de graines de sésame et assaisonner de sel.

Valeurs nutritionnelles:

*   Énergie 458
*   Matières grasses totales 39 g
*   Total glucides 20 g
*   Protéine 13g
*   Sucre: 8 g
*   Fibre: 14g

Omelette aux épinards et aux champignons

Temps de préparation: 3 minutes
Temps de cuisson: 15 minutes
Portions: 2
Ingrédients:

*   Huile d'olive, une cuillère à soupe + une cuillère à soupe
*   Épinards, frais, hachés, une tasse et demie
*   Oignon vert, un coupé en dés
*   Oeufs, trois
*   Fromage feta, une once
*   Champignons, boutons, cinq tranches
*   Oignon rouge, coupé en dés, quart de tasse

Les indications:

Faire revenir les champignons, les oignons et les épinards pendant trois minutes dans une cuillère à soupe d'huile d'olive et réserver. Battez bien les œufs et faites-les cuire dans l'autre cuillère à soupe d'huile d'olive pendant trois à quatre minutes jusqu'à ce que les bords commencent à dorer. Saupoudrer tous les autres ingrédients sur la moitié de l'omelette et replier l'autre moitié sur les ingrédients sautés. Cuire 1 minute de chaque côté.

Valeurs nutritionnelles:

*   Énergie 337
*   graisse 25 grammes
*   protéines 22 grammes
*   glucides 5,4 grammes
*   sucre 1,3 grammes
*   fibre 1 gramme

Salade de petit-déjeuner le week-end

Temps de préparation: 30 minutes
Temps de cuisson: 0 minutes
Portions: 4
Ingrédients:

*   Œufs, quatre cuits durs
*   Citron, un
*   Roquette, dix tasses
*   Quinoa, une tasse cuite et refroidie
*   Huile d'olive, deux cuillères à soupe
*   Aneth, haché, une demi-tasse
*   Amandes, hachées, une tasse
*   Avocat, un grand en fines tranches
*   Concombre, haché, une demi-tasse
*   Tomate, une grande coupe en quartiers

Les indications:

Mélangez le quinoa, le concombre, les tomates et la roquette. Assaisonnez légèrement ces ingrédients avec de l'huile d'olive, du sel et du poivre. Transférer et disposer l'œuf et l'avocat sur le dessus. Garnir chaque salade d'amandes et d'herbes. Assaisonnez avec le jus de citron.

Valeurs nutritionnelles:

*   Énergie 336
*   matières grasses 7,7 grammes
*   protéines 12,3 grammes
*   glucides 54,6 grammes

- sucre 5,5 grammes
- fibre 5,2 grammes

Kale Curcuma Scramble

Temps de préparation: Cinq minutes
Temps de cuisson: 10 minutes
Portions: 1
Ingrédients:
- Huile d'olive, deux cuillères à soupe
- Chou frisé, déchiqueté, une demi-tasse
- Pousses, une demi-tasse
- Ail, haché, une cuillère à soupe
- Poivre noir, un quart de cuillère à café
- Curcuma, moulu, une cuillère à soupe
- Oeufs, deux

Les indications:

Battez les œufs et ajoutez le curcuma, le poivre noir et l'ail. Faire revenir le chou dans l'huile d'olive à feu moyen pendant cinq minutes, puis verser cette pâte aux œufs dans la poêle avec le chou. Poursuivez la cuisson, en remuant souvent, jusqu'à ce que les œufs soient cuits. Compléter avec les pousses crues et servir.

Valeurs nutritionnelles:

- Calories 137
- matières grasses 8,4 grammes
- glucides 7,9 grammes
- fibre 4,8 grammes
- sucre 1,8 grammes
- protéines 13,2 grammes

Toast aux œufs de saumon pochés

Temps de préparation: 10 minutes
Temps de cuisson: 4 minutes
Portions: 2
Ingrédients:
- Pain, deux tranches de seigle ou farine complète grillée
- Jus de citron, un quart de cuillère à café
- Avocat, deux cuillères à soupe de purée
- Poivre noir, un quart de cuillère à café
- Œufs, deux pochés
- Saumon, fumé, 120g
- Échalote, une cuillère à soupe tranchée finement
- Sel, un huitième de cuillère à café

Les indications:

Ajouter le jus de citron à l'avocat avec du poivre et du sel. Étalez l'avocat mélangé sur les tranches de pain grillé. Déposer le saumon fumé sur les toasts et garnir d'un œuf poché. Compléter avec l'échalote émincée.

Valeurs nutritionnelles:

- Énergie 389
- graisse 17,2 grammes
- protéines 33,5 grammes
- glucides 31,5 grammes
- sucre 1,3 grammes
- fibre 9,3 grammes

Muffins aux œufs avec feta et quinoa

Temps de préparation: 15 minutes
Temps de cuisson: 30 minutes
Portions: 12
Ingrédients:
- Œufs, huit
- Tomates, hachées, une tasse
- Sel, un quart de cuillère à café
- Feta, une tasse
- Quinoa, une tasse cuite
- Huile d'olive, deux cuillères à café

- Origan, côtelette fraîche, une cuillère
- Olives noires, hachées, un quart de tasse
- Oignon, haché, un quart de tasse
- Jeunes épinards, hachés, deux tasses

Les indications:

Chauffer le four à 350. Arroser d'huile sur un moule à muffins avec douze tasses. Faites cuire les épinards, l'origan, les olives, l'oignon et les tomates pendant cinq minutes dans l'huile d'olive à feu moyen. Battez les œufs. Ajouter le mélange de légumes cuits aux œufs avec le fromage et le sel. Versez le mélange dans des moules à muffins. Faites cuire trente minutes. Ceux-ci resteront frais au réfrigérateur pendant deux jours. Pour manger, il suffit de l'envelopper dans une serviette en papier et de chauffer au micro-ondes pendant trente secondes.

Valeurs nutritionnelles:

- Calories 113
- glucides 5 grammes
- protéines 6 grammes
- graisse 7 grammes
- sucre 1 gramme

Pêches au miel de Ricotta aux amandes

Temps de préparation: 15 minutes
Temps de cuisson: 0 minutes
Portions: 6
Ingrédients:

- Fromage cottage, lait écrémé, une tasse
- Miel, une cuillère à café
- Amandes, tranchées finement, une demi-tasse
- Extrait d'amande, un quart de cuillère à café
Servir

- Pêches, tranchées, une tasse
- Pain, bagel complet ou pain grillé

Les indications:

Mélangez l'extrait d'amande, le miel, la ricotta et les amandes. Étalez une cuillère à soupe de ce mélange sur du pain grillé et recouvrez de pêches.

Valeurs nutritionnelles:

- Énergie 230
- protéines 9 grammes
- graisse 8 grammes
- glucides 37 grammes
- fibre 3 grammes
- sucre 34 grammes

Bol petit-déjeuner au quinoa

Temps de préparation: 30 minutes
Temps de cuisson: 0 minutes
Portions: 6
Ingrédients:

- Quinoa, deux tasses cuites
- Oeufs, douze
- Yaourt grec nature, quart de tasse
- Sel, une demi-cuillère à café
- Feta, une tasse
- Tomates cerises, un demi-litre coupé en deux
- Poivre noir, une cuillère à café
- Ail, haché, une cuillère à café
- Jeunes épinards, hachés, une tasse
- L'huile d'olive, une cuillère à café

Les indications:

Mélangez les œufs, le sel, le poivre, l'ail, l'oignon en poudre et le yogourt. Faites cuire les épinards et les tomates 5 minutes dans l'huile d'olive à feu moyen. Versez le mélange d'œufs et remuez jusqu'à ce que les œufs soient cuits. Incorporer le quinoa et le fromage feta jusqu'à ce qu'ils soient chauds.

Il se conservera au réfrigérateur pendant deux ou trois jours.

Valeurs nutritionnelles:

- Calories 340
- graisse 7,3 grammes
- glucides 59,4 grammes
- fibre 6,2 grammes
- sucre 21,4 grammes
- protéines 10,5 grammes

Toast de saumon au fromage à la crème

Temps de préparation: 10 minutes
Temps de cuisson: 2 minutes
Portions: 2
Ingrédients:

- Pain grillé complet ou de seigle, deux tranches
- Oignon rouge, haché finement, deux cuillères à soupe
- Fromage à la crème, faible en gras, deux cuillères à soupe
- Flocons de basilic, une demi-cuillère à café
- Roquette ou épinards, hachés, une demi-tasse
- Saumon fumé, deux onces

Les indications:

Faites griller le pain de blé. Mélangez le fromage à la crème et le basilic et étalez ce mélange sur le pain grillé. Ajouter le saumon, la roquette et l'oignon.

Valeurs nutritionnelles:

- Calories 291
- graisse 15,2 grammes
- glucides 17,8 grammes
- sucre 3 grammes

Gâteau aux carottes à l'avoine pendant la nuit

Temps de préparation: pendant la nuit (8-10 heures)
Temps de cuisson: 1 minute
Portions: 2
Ingrédients:

- Lait de coco ou d'amande, une tasse
- Graines de chia, une cuillère à soupe
- Cannelle, moulue, une cuillère à café
- Raisins secs, une demi-tasse
- Fromage à la crème, faible en gras, deux cuillères à soupe à température ambiante
- Carotte, une grande pelure et râpé
- Miel, deux cuillères à soupe
- Vanille, une cuillère à café

Les indications:

Mélangez tous les articles énumérés et conservez-les dans un contenant réfrigéré pendant la nuit. Mangez froid le matin. Si vous choisissez de réchauffer, mettez-le au micro-ondes pendant une minute et mélangez bien avant de manger.

Valeurs nutritionnelles:

- Calories 340
- sucre 32 grammes
- protéines 8 grammes
- graisse 4 grammes
- fibre 9 grammes
- glucides 70 grammes

Smoothie aux fraises et kiwi

Temps de préparation: 10 minutes
Temps de cuisson: 0 minutes
Portions: 1
Ingrédients:

- Kiwi, pelé et haché, un
- Fraises, fraîches ou surgelées, une demi-tasse hachée

- Lait, amandes ou noix de coco, une tasse
- Basilic, moulu, une cuillère à café
- Curcuma, une cuillère à café
- Banane, coupée en dés, une
- Poudre de graines de chia, un quart de tasse

Les indications:

Boire immédiatement après que tous les ingrédients ont été bien mélangés.

Valeurs nutritionnelles:

- Calories 250
- sucre 9,9 grammes
- graisse 1 gramme
- 34 grammes de glucides
- fibre 4,3 grammes

Omelette méditerranéenne

Temps de préparation: Cinq minutes
Temps de cuisson: 20 minutes
Portions: 6
Ingrédients:

- Œufs, six
- Feta, émiettée, un quart de tasse
- Poivre noir, un quart de cuillère à café
- Huile, spray ou olive
- Origan, une cuillère à café
- Lait, amandes ou noix de coco, un quart de tasse
- Sel de mer, une cuillère à café
- Olives noires, hachées, un quart de tasse
- Olives vertes, hachées, un quart de tasse
- Tomates, coupées en dés, quart de tasse

Les indications:

Chauffez le four à 200 degrés. Graisser un plat allant au four de vingt par vingt centimètres. Mélangez le lait avec les œufs, puis ajoutez les autres ingrédients. Versez tout ce mélange dans la casserole et faites cuire au four pendant vingt minutes.

Valeurs nutritionnelles:

- Calories 107
- sucres 2 grammes
- graisse 7 grammes
- glucides 3 grammes
- protéines 7 grammes

Gruau à l'érable

Temps de préparation: Cinq minutes
Temps de cuisson: 20 minutes
Portions: 4
Ingrédients:

- Arôme d'érable, une cuillère à café
- Cannelle, une cuillère à café
- Graines de tournesol, trois cuillères à soupe
- Noix de pécan, une demi-tasse hachée
- Flocons de noix de coco, non sucrés, quart de tasse
- Noix, une demi-tasse hachée
- Lait, amandes ou noix de coco, une demi-tasse
- Graines de chia, quatre cuillères à soupe

Les indications:

Écrasez les graines de tournesol, les noix et les pacanes dans un robot culinaire pour les émietter. Ou vous pouvez simplement mettre les noix dans un sac en plastique solide, envelopper le sac avec une serviette, le poser sur une surface solide et tapoter la serviette avec un marteau jusqu'à ce que les noix s'effondrent. Mélangez les noix hachées avec le reste des ingrédients et versez-les dans une grande casserole. Faites bouillir ce mélange à feu doux pendant trente minutes. Remuez souvent pour que le mélange ne colle pas au fond. Servir garni de fruits frais ou d'une pincée de cannelle si désiré.

Valeurs nutritionnelles:

- Calories 374
- glucides 3,2 grammes
- protéines 9,25 grammes
- matières grasses 34,59 grammes

Omelette aux tomates

Temps de préparation: 20 minutes
Temps de cuisson: 8 minutes
Portions: 1
Ingrédients:

- Oeufs, deux
- Basilic, frais, une demi-tasse
- Tomates cerises, une demi-tasse
- Poivre noir, une cuillère à café
- Fromage, tout type, quart de tasse haché
- Sel, une demi-cuillère à café
- Huile d'olive, deux cuillères à soupe

Les indications:

Coupez les tomates en quartiers. Faites-le frire dans l'huile d'olive pendant trois minutes. Réservez les tomates. Saler et poivrer les œufs dans un petit bol et bien battre. Versez le mélange d'œufs battus dans la poêle et utilisez une spatule pour travailler délicatement les bords sous l'omelette, en laissant les œufs frire sans bouger pendant trois minutes. Lorsque le centre du mélange d'œufs est encore liquide, ajoutez le basilic, les tomates et le fromage. Pliez l'omelette en deux sur elle-même. Cuire encore deux minutes et servir.

Valeurs nutritionnelles:

- Énergie 342
- glucides 8 grammes
- protéines 20 grammes
- graisse 25,3 grammes

Pudding de petit-déjeuner Chia

Temps de préparation: 3 minutes
Temps de cuisson: 0 minutes
Portions: 2
Ingrédients:

- Graines de chia, quatre cuillères à soupe
- Beurre d'amande, une cuillère à soupe
- Lait de coco, trois quarts de tasse
- Cannelle, une cuillère à café
- Vanille, une cuillère à café
- Café froid, trois quarts de tasse

Les indications:

Mélangez bien toutes les attaches et versez-les dans un récipient adapté au réfrigérateur. Couvrir hermétiquement et réfrigérer toute la nuit.

Valeurs nutritionnelles:

- Énergie 282
- glucides 5 grammes
- protéines 5,9 grammes
- graisse 24 grammes

Pain doré à la mijoteuse

Temps de préparation: 15 minutes
Temps de cuisson: 4 heures
Portions: 9
Ingrédients:

- 2 oeufs
- 2 blancs d'œufs
- 1 ½ lait d'amande ou 1% de lait
- 2 cuillères à soupe de miel cru
- 1/2 cuillère à café de cannelle

- 1 cuillère à café d'extrait de vanille
- 9 tranches de pain

Remplir:
- 3 tasses de pommes (coupées en dés)
- 2 cuillères à soupe de miel cru
- 1 cuillère à soupe de jus de citron
- 1/2 cuillère à café de cannelle
- 1/3 tasse de pacanes

Les indications:

Mettez les six premiers articles dans un bol et mélangez.

Graisser la mijoteuse avec un aérosol de cuisson antiadhésif.

Mélanger tous les ingrédients de la garniture dans un petit bol et réserver. Bien enrober les morceaux de pomme dans la garniture. Coupez les tranches de pain en deux (triangle), puis mettez trois tranches de pomme avec un peu de garniture sur le fond. Disposez les tranches de pain et la garniture en suivant le même schéma.

Mettez la pâte aux œufs sur les couches de pain et la garniture.

Réglez le pot à haute puissance pendant 2,5 heures ou à puissance modérée pendant 4 heures.

Valeurs nutritionnelles:

- Énergie: 227
- Matières grasses totales: 7 g
- Glucides: 34 g
- Protéine: 9 g
- Sucre: 19 g
- 4g de fibres
- Sodium: 187 mg

Crackpot Banana Foster

Temps de préparation: 15 minutes
Temps de cuisson: 2 heures
Portions: 3

Ingrédients:
- 1 cuillère à soupe d'huile de coco fondue (non raffinée)
- 3 cuillères à soupe de miel
- 1/4 cuillère à café de cannelle
- Jus de ½ citron de taille moyenne
- 5 bananes (moyennes)

Pour garnir:
- Noix concassé
- yaourt grec

Les indications:

Mettez les quatre premiers plats dans la mijoteuse et remuez.

Coupez les bananes en deux et ajoutez-les au mélange dans la mijoteuse.

Réglez une cuisson à faible puissance pendant 1h30 ou 2 heures.

Servir avec des noix hachées ou du yogourt grec naturel.

Valeurs nutritionnelles:

- Calories: 220
- Matières grasses totales: 4 g
- Glucides: 56 g
- Protéine: 4 g
- Sucre: 36 g
- 4g de fibres
- Sodium: 4 mg
- Cholestérol: 0 mg

Bol de burrito au poulet et quinoa

Temps de préparation: 10 minutes
Temps de cuisson: 5 heures
Portions: 6

Ingrédients:
- 1 livre de cuisses de poulet (sans peau, désossées)
- 1 tasse de bouillon de poulet
- 1 boîte de tomates en dés (420g)
- 1 oignon (haché)
- 3 gousses d'ail (émincées)
- 2 cuillères à café de poudre de chili

- ½ cuillère à café de coriandre
- ½ cuillère à café d'ail en poudre
- 1 poivron (finement haché)
- 425 g de haricots pinto (égouttés)
- 1 ½ tasse de fromage cheddar (râpé)

Les indications:

Mélanger le poulet, les tomates, le bouillon, l'oignon, l'ail, le chili en poudre, l'ail en poudre, la coriandre et le sel. Mettez la casserole à feu doux.
Retirez le poulet et coupez-le en morceaux avec une fourchette et un couteau.
Remettre le poulet dans la mijoteuse et ajouter le quinoa et les haricots pinto.
Réglez le pot à feu doux pendant 2 heures.
Ajouter le fromage sur le dessus et poursuivre la cuisson en remuant doucement jusqu'à ce que le fromage fonde.
Servir.

Valeurs nutritionnelles:

- Calories: 144 mg
- Matières grasses totales: 39 g
- Glucides: 68 g
- Protéines: 59 g
- Sucre: 8 g
- Fibre 17g
- Sodium: 756 mg
- Cholestérol: 144 mg

Gruau à la banane et aux bleuets aux noisettes

Temps de préparation: 10 minutes
Temps de cuisson: 2 heures
Portions: 6
Ingrédients:
- 2 tasses roulées manger
- 1/4 tasse d'amandes (grillées)
- 1/4 tasse de noix
- 1/4 tasse de pacanes
- 2 cuillères à soupe de graines de lin moulues
- 1 cuillère à café de gingembre moulu
- 1 cuillère à café de cannelle
- 1/4 cuillère à café de sel de mer
- 2 cuillères à soupe de sucre de coco
- ½ cuillère à café de levure chimique
- 2 tasses de lait
- 2 bananes
- 1 tasse de myrtilles fraîches
- 1 cuillère à soupe de sirop d'érable
- 1 cuillère à café d'extrait de vanille
- 1 cuillère à soupe de beurre fondu
- Yaourt à servir

Les indications:

Dans un grand bol, ajoutez les noix, les graines de lin, la poudre à pâte, les épices et le sucre de coco et mélangez.
Dans un autre bol, battre les œufs, le lait, le sirop d'érable et l'extrait de vanille.
Coupez les bananes en deux et placez-les dans la mijoteuse avec les myrtilles.
Ajouter le mélange d'avoine et verser le mélange de lait dessus.
Assaisonner de beurre fondu,
Faites cuire la mijoteuse à feu doux pendant 4 heures ou à feu vif pendant 4 heures. Cuire jusqu'à ce que le liquide soit absorbé et que l'avoine soit dorée.
Servir chaud et garnir de yogourt grec naturel.

Valeurs nutritionnelles:

- Calories: 346 mg
- Matières grasses totales: 15 g
- Glucides: 45 g
- Protéines: 11 g
- Sucre: 17 g
- 7g de fibres
- Sodium: 145 mg
- Cholestérol: 39 mg

Pommes à la cannelle cuites à la vapeur à la mijoteuse

Temps de préparation: 15 minutes
Temps de cuisson: 4 heures
Portions: 6
Ingrédients:
*   8 pommes (pelées, évidées)
*   2 cuillères à café de jus de citron
*   2 cuillères à café de cannelle
*   ½ cuillère à café de muscade
*   ¼ tasse de sucre de coco

Les indications:

Placez tous les articles dans la mijoteuse.
Réglez la mijoteuse à feu doux pendant 3 à 4 heures.
Cuire jusqu'à ce que les pommes soient tendres. Servir.

Valeurs nutritionnelles:
*   Énergie: 136
*   Matières grasses totales: 0 g
*   Glucides: 36 g
*   Protéine: 1 g
*   Sucre: 26 g
*   5g de fibres
*   Sodium: 6 mg
*   Cholestérol: 0 mg

Riz aux carottes aux œufs brouillés

Temps de préparation: 15 minutes
Temps de cuisson: 3 heures
Portions: 3
Ingrédients:
Pour la sauce soja douce Tamari
*   3 cuillères à soupe de sauce tamari (sans gluten)
*   1 cuillère à soupe d'eau
*   2-3 cuillères à soupe de mélasse
Pour les mélanges épicés
*   3 gousses d'ail
*   1 petite échalote (tranchée)
*   2 longs piments rouges
*   Une pincée de gingembre moulu
Pour le riz aux carottes:
*   2 cuillères à soupe d'huile de sésame
*   5 oeufs
*   4 grosses carottes
*   230g de saucisse (poulet ou tout type - sans gluten et hachée).
*   1 cuillère à soupe de sauce soja sucrée
*   1 tasse de germes de soja
*   1/2 tasse de brocoli en dés
*   Sel et poivre au goût
Pour garnir:
*   Coriandre
*   Sauce piquante asiatique
*   graines de sésame

Les indications:
Pour la sauce:
Dans une casserole, faites bouillir la mélasse, l'eau et le tamari à feu vif.
Baisser le feu après l'ébullition de la sauce et cuire jusqu'à ce que la mélasse soit complètement dissoute.
Mettez la sauce dans un autre bol.
Pour le riz aux carottes:
Dans un bol, mélanger le gingembre, l'ail, l'oignon et les piments rouges.
Pour faire du riz aux carottes, tordez les carottes en spirale.
Mélangez les carottes en spirale dans un robot culinaire.
Couper le brocoli en cubes en morceaux
Ajouter la saucisse, les carottes, le brocoli et les germes de soja au bol d'oignon, de gingembre, d'ail et de piment.
Ajouter le mélange de légumes épicés et la sauce tamari dans la mijoteuse.

Réglez le pot sur haut pendant 3 heures ou bas pendant 6 heures.

Mélangez deux œufs dans une poêle antiadhésive.

Servir le riz aux carottes et ajouter les œufs brouillés sur le dessus.

Garnir de graines de sésame, de sauce piquante asiatique et de coriandre.

Valeurs nutritionnelles:

* Calories: 230 mg
* Matières grasses totales: 13,7 g
* Glucides: 15,9 g
* Protéines: 12,2 g
* Sucre: 8 g
* Fibres 4,4 g
* Sodium: 1060 mg
* Cholestérol: 239 mg.

Petit-déjeuner au tofu

Temps de préparation: 40 minutes
Temps de cuisson: 20 minutes
Portions: 4
Ingrédients:

* 2 cuillères à café d'huile de sésame grillé
* 1 cuillère à café de vinaigre de riz
* 2 cuillères à soupe de sauce soja à teneur réduite en sodium
* ½ cuillère à café d'oignon en poudre
* 1 cuillère à café d'ail en poudre
* 1 bloc de tofu, coupé en cubes
* 1 cuillère à soupe de fécule de pomme de terre

Les indications:

Dans un bol, mélanger tous les ingrédients sauf le tofu et la fécule de pomme de terre. Bien mélanger.

Ajoutez le tofu dans le bol.

Laisser mariner 30 minutes.

Saupoudrez le tofu de fécule de pomme de terre.

Ajoutez le tofu dans le panier de la friteuse à air.

Frire à l'air à 180 degrés pendant 20 minutes, en secouant à mi-cuisson.

Valeurs nutritionnelles:

* Énergie: 177
* Glucides: 17 g
* Lipides: 7 g
* Protéines: 13 g

Petit-déjeuner omelette

Temps de préparation: 15 minutes
Temps de cuisson: 20 minutes
Portions: 2
Ingrédients:

* 1 oignon haché
* 2 cuillères à soupe de poivron rouge, haché
* ¼ livre de saucisse de dinde pour déjeuner, cuite et émiettée
* 3 œufs battus
* Une pincée de poivre de Cayenne

Les indications:

Mélangez tous les ingrédients dans un bol.

Versez dans une petite casserole.

Ajoutez la casserole au panier de la friteuse à air.

Faites cuire dans la friteuse à air pendant 20 minutes.

Valeurs nutritionnelles:

* Énergie: 207
* Glucides: 12 g
* Lipides: 11 g
* Protéine: 12 g

Pommes de terre du petit déjeuner

Temps de préparation: Cinq minutes
Temps de cuisson: 15 minutes
Portions: 2
Ingrédients:
*   5 pommes de terre, coupées en cubes
*   1 cuillère à soupe d'huile
*   ½ cuillère à café d'ail en poudre
*   ¼ cuillère à café de poivre
*   ½ cuillère à café de paprika fumé

Les indications:

Chauffez votre friteuse à air à 200 degrés pendant 5 minutes.
Mélangez les pommes de terre dans l'huile. Assaisonner avec la poudre d'ail, le poivre et le paprika.
Ajoutez les pommes de terre dans le panier de la friteuse à air.
Faites cuire pendant 15 minutes.

Valeurs nutritionnelles:

*   Calories: 121
*   Glucides: 19 g
*   Lipides: 4 g
*   Protéine: 2 g

Le petit déjeuner omelette

Temps de préparation: Cinq minutes
Temps de cuisson: 10 minutes
Portions: 2
Ingrédients:
*   2 œufs battus
*   1 oignon vert, tige, haché
*   ½ tasse de champignons, tranchés
*   1 poivron rouge, coupé en dés
*   1 cuillère à café de vinaigrette aux herbes

Les indications:

Battez les œufs dans un bol. Incorporez le reste des ingrédients.
Versez le mélange d'œufs dans une petite casserole. Ajoutez la casserole au panier de la friteuse à air.
Cuire dans le panier de la friteuse à air à 180 degrés pendant 10 minutes.

Valeurs nutritionnelles:

*   Énergie: 210
*   Glucides: 5 g
*   Lipides: 14 g
*   Protéine: 15 g

Biscuits farcis au petit déjeuner

Temps de préparation: 35 minutes
Temps de cuisson: 30 minutes
Portions: dix
Ingrédients:
*   1 cuillère à soupe d'huile végétale
*   ¼ livre de saucisse de dinde
*   2 œufs battus
*   Poivre au besoin
*   280g de biscuits réfrigérés
*   Aérosol de cuisson

Les indications:

Chauffer l'huile dans une poêle moyenne et cuire la saucisse pendant 5 minutes.
Transférer dans un bol et réserver. Faites frire les œufs dans une poêle, puis assaisonnez de poivre.
Ajoutez les œufs dans le bol avec la saucisse.
Placez la pâte à biscuits dans la friteuse à air. Garnir chacun avec le mélange d'œufs et de saucisses. Pliez et scellez.
Vaporisez d'huile. Cuire dans la friteuse à air à 140 degrés pendant 8 minutes.
Retourner et cuire encore 7 minutes. Servir.

Valeurs nutritionnelles:

*   Calories: 98
*   Glucides: 0 g

- Lipides: 0 g
- Protéine: 0 g

Petit-déjeuner en bateau à l'avocat

Temps de préparation: 40 minutes
Temps de cuisson: 7 minutes
Portions: 2
Ingrédients:
- 2 avocats, coupés en deux et dénoyautés
- ¼ d'oignon haché
- 2 tomates, hachées
- 1 poivron haché
- 2 cuillères à soupe de coriandre hachée
- Poivre au besoin
- 4 œufs

Les indications:

Hachez la pulpe d'avocat. Mettez dans un bol.
Incorporer le reste de la fixation sauf les œufs.
Réfrigérer 30 minutes.
Cassez l'œuf sur la coque de l'avocat.
Chauffez la friteuse à air à 180 degrés. Faire frire à l'air pendant 7 minutes.
Garnir de salsa à l'avocat.

Valeurs nutritionnelles:
- Énergie: 458
- Glucides: 14 g
- Lipides: 38 g
- Protéine: 20 g

Casserole de petit-déjeuner

Temps de préparation: 10 minutes
Temps de cuisson: 10 minutes
Portions: 4
Ingrédients:
- 450g de pommes de terre frites
- 450g de saucisse maigre à déjeuner, émiettée
- 1 oignon jaune, haché
- 1 poivron rouge, haché
- 1 poivron jaune, haché
- 1 poivron vert, haché
- Poivre au besoin

Les indications:

Placez les pommes de terre rissolées dans le panier de la friteuse à air.
Complet avec saucisse et légumes.
Frire à l'air à 180 degrés pendant 10 minutes.
Assaisonner de poivre.

Valeurs nutritionnelles:
- Énergie: 329
- Glucides: 9 g
- Lipides: 8 g
- Protéines: 21 g

Patates douces hachées

Temps de préparation: 10 minutes
Temps de cuisson: 15 minutes
Portions: 6
Ingrédients:
- 2 patates douces, coupées en dés
- 2 cuillères à soupe d'huile d'olive
- 1 cuillère à soupe de paprika
- 1 cuillère à café d'herbe d'aneth séchée
- Poivre au besoin

Les indications:

Chauffez votre friteuse à air à 200 degrés.
Mélangez tous les ingrédients dans un bol.
Transférer dans votre friteuse à air.
Cuire 15 minutes en remuant toutes les 5 minutes.

Valeurs nutritionnelles:
- Énergie: 176
- Glucides: 13 g

- Lipides: 6 g
- Protéine: 15 g

Shakshuka verte

Temps de préparation: 20 minutes
Temps de cuisson: 25 minutes
Portions: 4
Ingrédients:
- 2 cuillères à soupe d'huile d'olive extra vierge
- 1 oignon, haché
- 2 gousses d'ail émincées
- 1 piment jalapeño, épépiné et haché
- 1 livre d'épinards (décongelés s'ils sont congelés)
- 1 cuillère à café de cumin séché
- ¾ cuillère à café de coriandre
- Sel et poivre noir fraîchement moulu
- 2 cuillères à soupe de harissa
- ½ tasse de bouillon de légumes
- 8 gros œufs
- Persil frais haché, juste assez pour servir
- Coriandre fraîche hachée, juste assez pour servir
- Flocons de piment, juste assez pour servir

Les indications:

Préchauffer le four à 180 ° C.
Chauffer l'huile d'olive dans une grande poêle allant au four à feu moyen. Ajouter l'oignon et faire revenir 4 à 5 minutes.
Incorporer l'ail et le piment jalapeño, puis faire sauter 1 minute de plus jusqu'à ce que ce soit parfumé.
Ajouter les épinards et cuire jusqu'à ce qu'ils soient complètement fanés s'ils sont frais, 4 à 5 minutes ou 1 à 2 minutes s'ils sont décongelés après avoir été congelés, jusqu'à ce qu'ils soient chauds.

Assaisonner avec le cumin, le poivre, la coriandre, le sel et la harissa. Cuire environ 1 minute, jusqu'à ce qu'il devienne parfumé. Réduisez le mélange en purée dans un bol de robot culinaire ou un mélangeur et mélangez jusqu'à l'obtention d'une consistance grossière. Ajouter le bouillon et réduire en purée jusqu'à consistance lisse et épaisse. Nettoyez la casserole et vaporisez-la d'un aérosol de cuisson antiadhésif. Versez le mélange d'épinards dans la casserole et faites huit puits circulaires avec une cuillère en bois.
Cassez doucement les œufs dans les tubes. Mettez la casserole au four et faites cuire pendant 20-25 minutes jusqu'à ce que les blancs d'œufs soient complètement durcis, mais les jaunes sont encore un peu gélatineux.
Saupoudrer de persil, de coriandre et de flocons de piment rouge sur la shakshuka, au goût. Sers immédiatement.

Valeurs nutritionnelles:

- 251 calories
- 17 g de matières grasses
- 10 g de glucides
- 17 g de protéines
- 3 g de sucres

5 minutes de lait doré

Temps de préparation: Cinq minutes
Temps de cuisson: 4 minutes
Portions: 1
Ingrédients:
- 1 1/2 tasse de lait de coco léger
- 1 1/2 tasse de lait d'amande non sucré
- 1 1/2 cuillère à café de curcuma moulu
- 1/4 cuillère à café de gingembre moulu
- 1 bâton de cannelle entier

- 1 cuillère à soupe d'huile de coco
- 1 pincée de poivre noir moulu
- Édulcorant de votre choix (c.-à-d. Sucre de coco, sirop d'érable ou stévia au goût)

Les indications:

Ajoutez le lait de coco, le curcuma moulu, le lait d'amande, le gingembre moulu, le bâton de cannelle, l'huile de coco, le poivre noir et votre édulcorant préféré dans une petite casserole.

Fouetter pour mélanger à feu moyen et chauffer. Chauffer au toucher jusqu'à ce qu'il soit chaud mais ne pas bouillir - environ 4 minutes - en fouettant régulièrement.

Éteignez le feu et goûtez pour changer la saveur. Pour des épices et une saveur fortes, ajoutez plus d'édulcorant au goût, ou plus de curcuma ou de gingembre.

Servir immédiatement, diviser dans deux verres et laisser le bâton de cannelle derrière. Mieux frais, même si les restes peuvent être conservés 2 à 3 jours au réfrigérateur. Chauffez à température sur la plaque de cuisson ou au micro-ondes.

Valeurs nutritionnelles:

- Énergie: 205
- Lipides: 19,5 g
- Sodium: 161 mg
- Glucides: 8,9 g
- Fibres: 1,1 g
- Protéines: 3,2 g

Flocons d'avoine non moulus avec kéfir et baies

Temps de préparation: 15 minutes
Temps de cuisson: 30 minutes
Portions: 4
Ingrédients:
Pour l'avoine:

- 1 tasse de flocons d'avoine non moulus
- 3 tasses d'eau
- pincée de sel

Pour garnir Facultatif:

- fruits / baies frais ou surgelés
- une poignée d'amandes tranchées, de graines de chanvre, de pépites ou d'autres noix / graines
- kéfir non sucré, fait maison / acheté en magasin
- un filet de sirop d'érable, une pincée de sucre de coco, quelques gouttes de stevia ou tout autre édulcorant que vous aimez, au goût

Les indications:

Ajouter / placer les flocons d'avoine dans une petite casserole à feu moyen-vif. Faire griller la poêle, souvent remuer ou secouer, pendant 2-3 minutes.

Ajouter l'eau et porter à ébullition. Baisser le feu et laisser cuire environ 25 minutes, ou jusqu'à ce que l'avoine soit suffisamment tendre. Servir avec des baies, des noix / graines, un soupçon de kéfir et tout édulcorant de votre choix, au goût. Creuser!

Valeurs nutritionnelles:

- Calories: 150
- Glucides: 27 g
- Lipides: 3 g
- Protéine: 4 g

Recette de muffins à la rhubarbe, au gingembre et aux pommes

Temps de préparation: 15 minutes
Temps de cuisson: 30 minutes
Portions: 8
Ingrédients:

- 1/2 cuillère à café de cannelle moulue

- 1/2 cuillère à café de gingembre moulu
- une pincée de sel
- 1/2 tasse de farine d'amande (amandes moulues)
- 1/4 tasse de sucre brut non raffiné
- 2 cuillères à soupe de gingembre confit finement haché
- 1 cuillère à soupe de farine de lin moulue
- 1/2 tasse de farine de sarrasin
- 1/4 tasse de farine de riz brun fin
- 60 ml d'huile d'olive
- 1 gros œuf fermier
- 1 cuillère à café d'extrait de vanille
- 2 cuillères à soupe de semoule de maïs biologique ou véritable
- 2 cuillères à café de levure chimique sans gluten
- 1 tasse de rhubarbe finement tranchée
- 1 petite pomme, pelée et coupée en dés
- 95 ml (1/3 tasse + 1 cuillère à soupe) de riz ou de lait d'amande

Les indications:

Préchauffer le four à 180 ° C. Graisser ou tapisser 8 moules à muffins 1/3 tasse (80 ml) avec un couvercle en papier.

Dans un bol moyen, mettez la farine d'amande, le gingembre, le sucre et les graines de lin. Tamisez la levure, la farine et les épices, puis mélangez uniformément.

Dans le mélange de farine, mélanger avec la rhubarbe et la pomme pour enrober.

Fouetter le lait, le sucre, l'œuf et la vanille dans un autre petit bol avant de les verser dans le mélange sec et remuer jusqu'à homogénéité.

Répartir la pâte uniformément dans les moules / gobelets en papier et cuire au four

de 20 à 25 minutes ou jusqu'à ce qu'elle lève, dorée sur les bords.

Retirer, puis réserver pendant 5 minutes avant de transférer sur une grille pour refroidir davantage.

Mangez chaud ou à température ambiante.

Valeurs nutritionnelles:

- Calories: 38
- Glucides: 9 g
- Lipides: 0 g
- Protéine: 0 g

Omelette aux champignons et aux épinards

Temps de préparation: 15 minutes
Temps de cuisson: 30 minutes
Portions: 4
Ingrédients:

- 6 oeufs
- 60 ml de lait
- 3 cuillères à soupe (45 ml) de beurre
- 2 tasses (500 ml) de jeunes épinards
- Sel et poivre
- 1 tasse de fromage cheddar râpé
- 1 oignon, tranché finement
- 120 g de champignons de Paris, tranchés

Les indications:

Préchauffer le four à 180 ° C (350 ° F), avec la grille au centre. Graisser un plat de cuisson carré de 20 cm. Mettre à part.

Mélangez les œufs et le lait dans un grand bol avec un fouet. Incorporer le fromage. Assaisonner de poivre et de sel. Mettez le bol de côté.

Cuire l'oignon, puis les champignons dans le beurre à feu moyen dans une grande poêle antiadhésive. Assaisonner de poivre et de sel. Ajouter les épinards, puis cuire 1 minute environ en remuant constamment.

Versez le mélange de champignons dans un mélange d'œufs. Retirer et verser dans un plat allant au four. Cuire l'omelette environ 25 minutes ou jusqu'à ce qu'elle soit dorée et légèrement gonflée. Coupez l'omelette en quatre carrés et retirez-la du plateau avec une spatule. Placez-les sur une assiette et le tour est joué, ils sont prêts à servir chauds ou froids.

Valeurs nutritionnelles:

- Calories: 123
- Glucides: 4 g
- Lipides: 5 g
- Protéine: 15 g

Crêpes sans gluten

Temps de préparation: 15 minutes
Temps de cuisson: 30 minutes
Portions: dix
Ingrédients:
Option 1

- Préparez des crêpes avec un mélange de gaufres et crêpes sans gluten et sans gomme
- 3 cuillères à soupe de sucre
- 1 1/2 tasse de mélange à crêpes sans gluten
- 1 tasse d'eau froide
- 2 oeufs
- 2 cuillères à soupe de beurre fondu

Option 2

- Préparez des crêpes en utilisant votre mélange de farine sans gluten et sans gomme préféré:
- 2 cuillères à soupe de beurre fondu
- 3 cuillères à soupe de sucre
- 1 tasse d'eau froide
- 2 cuillères à soupe d'eau froide
- 2 oeufs
- 1 1/2 tasse de farine sans gluten

- 1/2 cuillère à café de levure chimique sans gluten ou mélanger à parts égales de bicarbonate de soude et de crème de tartre
- 1/2 cuillère à café d'extrait de vanille

Les indications:

Dans un grand bol, mélanger tous les ingrédients de la crêpe et fouetter le mélange jusqu'à ce que les grumeaux soient dissous. Laisser reposer le mélange à température ambiante pendant environ 15 minutes. Après 15 minutes, il épaissira.

Faites très bien chauffer la casserole, vaporisez-la d'huile en aérosol et versez une petite quantité de pâte dans la casserole à l'aide d'une cuillère à soupe ou 1/4 cuillère en secouant la casserole sur le côté.

Laissez cuire cette fine couche de pâte à crêpe pendant 1, 2 ou 3 minutes, puis retournez la crêpe de l'autre côté et laissez cuire encore une minute.

Valeurs nutritionnelles:

- Calories: 100
- Glucides: 14 g
- Lipides: 4 g
- Protéine: 3 g

Bouillie d'amarante aux poires rôties

Temps de préparation: 10 minutes
Temps de cuisson: 30 minutes
Portions: 2
Ingrédients:

- ¼ cuillère à café de sel
- 2 cuillères à soupe de pacanes hachées
- 1 cuillère à café de sirop d'érable pur
- 1 tasse de yogourt grec 0%, pour servir
- Des poires
- Bouillie

- ½ tasse d'amarante crue
- 1/2 tasse d'eau
- 1 tasse de lait 2%
- 1 cuillère à café de sirop d'érable
- 1 grosse poire
- 1/2 cuillère à café de cannelle moulue
- 1/4 cuillère à café de gingembre moulu
- 1/8 cuillère à café de muscade moulue
- 1/8 cuillère à café de clou de girofle moulu
- Garniture aux pacanes / poires

Les indications:

Préchauffer le four à 200 ° C.

Égouttez l'amarante et rincez-la. Mélangez l'eau, une tasse de lait et le sel, portez l'amarante à ébullition et réduisez-la à ébullition. Couvrir et cuire 25 minutes jusqu'à ce que l'amarante soit tendre, mais il reste un peu de liquide. Retirer du feu et laisser épaissir l'amarante pendant encore 5 à 10 minutes. Si vous le souhaitez, appliquez un peu plus de lait pour lisser la texture. Mélangez les morceaux de noix de pécan avec 1 cuillère à soupe de sirop d'érable. Cuire de 10 à 15 minutes, jusqu'à ce que les pacanes soient rôties et que le sirop d'érable soit sec. Une fois terminées, les pacanes peuvent devenir relativement parfumées. Lorsqu'elles refroidissent, les pacanes sont croquantes.

Coupez les poires en dés avec les pacanes et mélangez avec la cuillère à café restante de sirop d'érable et d'épices. Cuire au four 15 minutes dans une casserole, jusqu'à ce que les poires soient tendres.

Dans la bouillie, ajoutez les 3/4 des poires rôties. Répartir le yogourt dans deux bols et garnir du porridge, des pacanes grillées et des morceaux de poire restants.

Valeurs nutritionnelles:

- Calories: 55
- Glucides: 11 g
- Lipides: 2 g
- Protéine: 0 g

Haché de petit-déjeuner aux pommes

Temps de préparation: 15 minutes
Temps de cuisson: 10 minutes
Portions: 5
Ingrédients:
Pour la viande:

- 1 livre de dinde hachée
- 1 cuillère à soupe d'huile de coco
- ½ cuillère à café de thym séché
- ½ cuillère à café de cannelle
- sel de mer, juste assez

Pour le haschich:

- 1 cuillère à soupe d'huile de coco
- 1 oignon
- 1 grosse pomme, pelée, évidée et hachée
- 2 tasses d'épinards ou de légumes de votre choix
- ½ cuillère à café de curcuma
- ½ cuillère à café de thym séché
- sel de mer, juste assez
- 1 grande ou 2 petites courgettes
- ½ tasse de carottes hachées
- 2 tasses de courge musquée (ou patate douce) surgelée en dés
- 1 cuillère à café de cannelle
- ¾ cuillère à café de gingembre en poudre
- ½ cuillère à café d'ail en poudre

Les indications:

Dans une poêle, chauffer une cuillère à soupe d'huile de coco à feu moyen / élevé. Attachez la dinde au sol et faites cuire jusqu'à ce qu'elle soit croustillante. Assaisonner de thym, de cannelle et d'une pincée de sel marin. Passez à l'assiette.

Jetez le reste de l'huile de noix de coco dans la même poêle et faites revenir l'oignon jusqu'à ce qu'il soit ramolli pendant 2-3 minutes.

Ajouter les courgettes, la pomme, les carottes et la citrouille surgelée au goût. Cuire environ 4 à 5 minutes ou jusqu'à ce que les légumes ramollissent.

Attachez et mélangez les épinards jusqu'à ce qu'ils soient fanés.

Ajouter la dinde cuite, l'assaisonnement, le sel et éteindre l'huile.

Dégustez ce hasch frais de la poêle ou laissez-le refroidir et réfrigérer toute la semaine. Le hasch peut rester dans un contenant scellé au réfrigérateur pendant environ 5 à 6 jours.

Valeurs nutritionnelles:

- Calories: 350
- Glucides: 20 g
- Lipides: 19 g
- Protéines: 28 g

Barres énergétiques au chocolat Chia sans cuisson

Temps de préparation: 15 minutes
Temps de cuisson: 0 minutes
Portions: 14
Ingrédients:

- 1 1/2 tasse de dattes dénoyautées
- 1 tasse de noix de coco râpée non sucrée
- 1 tasse de noix crues hachées
- 35 g de poudre de cacao naturel
- 75 g de graines de chia entières
- 1/2 tasse (70 g) de chocolat noir haché
- 1/2 tasse (50 g) d'avoine

- 1 cuillère à café d'extrait de vanille pur, facultatif, rehausse la saveur
- 1/4 cuillère à café de sel de mer non raffiné

Les indications:

Mélangez les dattes dans un mixeur jusqu'à ce qu'elles forment une pâte épaisse.

Ajouter les noix et mélanger pour mélanger.

Mettez le reste de la fixation et mélangez jusqu'à ce qu'une pâte épaisse se forme.

Tapisser un moule rectangulaire de papier sulfurisé. Mettez bien le mélange dans la casserole et mettez-le droit dans tous les coins.

Placer au congélateur jusqu'à minuit, pendant au moins quelques heures.

Soulevez de la casserole et coupez en 14 lanières.

Placer au réfrigérateur ou dans un contenant hermétique.

Valeurs nutritionnelles:

- Sucre: 17 g
- Lipides: 12 g
- Énergie: 234
- Glucides: 28 g
- Protéine: 4,5 g

Granola de sarrasin, cannelle et gingembre

Temps de préparation: 15 minutes
Temps de cuisson: 40 minutes
Portions: 5
Ingrédients:

- ¼ tasse de graines de chia
- ½ tasse de flocons de noix de coco
- 1 ½ tasse de noix crues mélangées
- 2 tasses d'avoine sans gluten
- 1 tasse de gruau de sarrasin
- 2 cuillères à soupe de beurre de noix
- 4 cuillères à soupe d'huile de coco

- 1 tasse de graines de tournesol
- ½ tasse de graines de citrouille
- 1 ½ - 2 pouces de gingembre
- 1 cuillère à café de cannelle moulue
- 1/3 tasse de sirop de malt de riz
- 4 cuillères à soupe de poudre de cacao cru - Facultatif

Les indications:

Préchauffer le four à 180 ° C

Battez les noix dans votre robot culinaire et mélangez rapidement pour les hacher grossièrement. Mettez les noix hachées dans un bol et ajoutez tous les autres ingrédients secs qui se combinent bien: avoine, noix de coco, cannelle, sarrasin, graines et sel dans une casserole à feu doux, faites fondre doucement l'huile de coco.

Ajouter la poudre de cacao (si utilisée) au mélange humide et mélanger. Mettez la pâte humide sur le mélange sec, puis mélangez bien pour vous assurer que tout est bien enrobé. Transférer le mélange sur une grande plaque à pâtisserie tapissée de papier ciré ou d'huile de coco graissée. Assurez-vous de répartir le mélange uniformément pendant 35 à 40 minutes, en tournant le mélange en deux. Faites cuire jusqu'à ce que le muesli soit frais et doré!

Servez avec votre lait de noix préféré, une cuillerée de yogourt à la noix de coco, des fruits frais et des super aliments: baies de goji, graines de lin, pollen d'abeille, tout ce que vous voulez! Remuez chaque jour.

Valeurs nutritionnelles:

- Calories: 220
- Glucides: 38 g
- Lipides: 5 g
- Protéine: 7 g

Bol petit-déjeuner aux graines de lin fruitées

Temps de préparation: 8 minutes
Temps de cuisson: Cinq minutes
Portions: 1
Ingrédients:
Pour la bouillie:
- ¼ tasse de graines de lin fraîchement moulues
- ¼ cuillère à café de cannelle, moulue
- 1 tasse de lait d'amande ou de coco
- 1 banane moyenne, écrasée
- Une pincée de sel de mer fin

Pour les garnitures:
- Myrtilles, fraîches ou décongelées
- Noix, hachées crues
- Sirop d'érable pur (facultatif)

Les indications:

Dans une casserole de taille moyenne à feu moyen, mélanger tous les ingrédients de la bouillie. Remuer constamment pendant 5 minutes ou jusqu'à ce que la bouillie épaississe et atteigne une ébullition. Transférer la bouillie cuite dans un bol de service. Garnissez avec les garnitures et versez du sirop d'érable si vous le voulez un peu plus sucré.

Valeurs nutritionnelles:

- Énergie: 780
- Lipides: 26 g
- Protéines: 39 g
- Sodium: 270 mg
- Glucides totaux: 117,5 g

Poudre de pomme de terre et de protéines Lively Paleo

Temps de préparation: 8 minutes
Temps de cuisson: 0 minutes
Portions: 1

Ingrédients:
* 1 petite patate douce, précuite et farcie
* 1 cuillère à soupe de poudre de protéines
* 1 petite banane, coupée en tranches
* ¼ tasse de myrtilles
* ¼ tasse de framboises
* Garnitures de votre choix: éclats de cacao, graines de chia, cœurs de chanvre, beurre de noix / graines préféré (facultatif)

Les indications:

Dans un petit bol de service, écraser la patate douce avec une fourchette. Ajoutez la poudre de protéine. Bien mélanger jusqu'à ce qu'il soit complètement fondu.

Disposer les tranches de banane, les myrtilles et les framboises sur le dessus du mélange. Décorez avec les garnitures désirées. Vous pouvez savourer ce petit déjeuner, froid ou chaud.

Valeurs nutritionnelles:
* Calories: 302
* Lipides: 10 g
* Protéines: 15,3 g
* Sodium: 65 mg
* Glucides totaux: 46,7 g

Shakshuka épicée

Temps de préparation: 12 minutes
Temps de cuisson: 37 minutes
Portions: 4
Ingrédients:
* 2 cuillères à soupe d'huile d'olive extra vierge
* 1 bulbe d'oignon, haché
* 1 piment jalapeño, épépiné et haché
* 2 gousses d'ail émincées
* 1 livre d'épinards
* Sel et poivre noir fraîchement moulu
* ¾ cuillère à café de coriandre
* 1 cuillère à café de cumin séché
* 2 cuillères à soupe de pâte de harissa
* ½ tasse de bouillon de légumes
* 8 gros œufs
* Flocons de piment rouge, pour servir
* Coriandre hachée pour servir
* Persil haché pour servir

Les indications:

Préchauffer le four à 180 ° C.

Chauffer l'huile dans une poêle allant au four à feu moyen. Incorporer l'oignon et faire revenir 5 minutes.

Ajouter le jalapeño et l'ail et faire sauter pendant une minute ou jusqu'à ce qu'il soit parfumé. Ajouter les épinards et cuire 5 minutes ou jusqu'à ce que les feuilles soient complètement fanées.

Assaisonner le mélange avec du sel et du poivre, de la coriandre, du cumin et de la harissa. Cuire encore 1 minute.

Transférer le mélange dans votre robot culinaire: réduire en purée jusqu'à obtention d'une consistance épaisse. Versez le bouillon et mélangez encore jusqu'à l'obtention d'une consistance lisse.

Nettoyez et graissez la même poêle avec un aérosol de cuisson antiadhésif. Versez la purée. À l'aide d'une cuillère en bois, formez huit puits circulaires.

Cassez doucement chaque œuf dans les puits. Mettre la casserole au four: cuire au four pendant 25 minutes ou cuire les œufs jusqu'à ce qu'ils soient complètement solidifiés.

Pour servir, saupoudrez la shakshuka de flocons de piment rouge, de coriandre et de persil au goût.

Valeurs nutritionnelles:

- Calories: 251
- Lipides: 8,3 g
- Protéines: 12,5 g
- Sodium: 165 mg
- Glucides totaux: 33,6 g

Bol à la banane Choco Chia

Temps de préparation: 4 heures et 5 minutes
Temps de cuisson: 0 minutes
Portions: 3
Ingrédients:
- ½ tasse de graines de chia
- 1 grosse banane très mûre
- ½ cuillère à café d'extrait de vanille pur
- 2 tasses de lait d'amande, non sucré
- 1 cuillère à soupe de cacao en poudre
- 2 cuillères à soupe de miel cru ou de sirop d'érable
- 2 cuillères à soupe d'éclats de cacao à mélanger
- 2 cuillères à soupe de pépites de chocolat à mélanger
- 1 grosse banane, coupée en tranches pour mélanger

Les indications:

Mélanger les graines de chia et la banane dans un bol à mélanger. À l'aide d'une fourchette, écraser la banane et bien mélanger jusqu'à homogénéité. Versez la vanille et le lait d'amande. Battez jusqu'à ce qu'il n'y ait plus de grumeaux.
Versez la moitié du mélange dans un récipient en verre et couvrez-le. Ajouter le cacao et le sirop à la moitié restante dans le bol. Bien mélanger jusqu'à ce qu'il soit complètement incorporé. Versez ce mélange dans un autre récipient en verre et couvrez-le. Laisser refroidir au moins 4 heures.
Pour servir, répartir uniformément les poudings au chia froids dans trois bols.

Alternez les couches avec les ingrédients à mélanger.

Valeurs nutritionnelles:
- Énergie: 293
- Lipides: 9,7 g
- Protéines: 14,6 g
- Sodium: 35 mg
- Glucides totaux: 43,1 g

Porridge protéiné puissant

Temps de préparation: 15 minutes
Temps de cuisson: 8 minutes
Portions: 2
Ingrédients:
- 1/4 tasse de noix ou de pacanes, hachées grossièrement
- ¼ tasse de noix de coco rôtie non sucrée
- 2 cuillères à soupe de graines de chanvre
- 2 cuillères à soupe de graines de chia entières
- ¾ tasse de lait d'amande, non sucré
- ¼ tasse de lait de coco
- ¼ tasse de beurre d'amande, grillé
- ½ cuillère à café de curcuma, moulu
- 1 cuillère à soupe d'huile de coco extra vierge ou d'huile MCT
- 2 cuillères à soupe d'érythritol ou 5 à 10 gouttes de stévia liquide (facultatif)
- Une pincée de poivre noir moulu
- ½ cuillère à café de cannelle ou ½ cuillère à café de vanille en poudre

Les indications:

Placez les noix, les flocons de noix de coco et les graines de chanvre dans une casserole chaude. Rôtir le mélange pendant 2 minutes ou jusqu'à ce qu'il devienne parfumé. Remuez-le plusieurs fois pour l'empêcher de brûler. Transférer le mélange rôti dans un bol. Mettre de côté.

Mélanger les amandes et le lait de coco dans une casserole à feu moyen. Faites chauffer le mélange.

Après avoir chauffé, mais pas bouilli, éteignez le feu. Ajoutez tous les autres ingrédients. Bien mélanger jusqu'à ce qu'il soit complètement fondu. Réserver 10 minutes.

Mélanger la moitié du mélange rôti avec la bouillie. Récupérez la bouillie dans deux bols. Saupoudrer chaque bol de la moitié restante du mélange grillé et de cannelle moulue. Servez le porridge tout de suite.

Valeurs nutritionnelles:

*   Énergie: 572
*   Lipides: 19 g
*   Protéines: 28,6 g
*   Sodium: 87 mg
*   Glucides totaux: 81,5 g
*   Fibres alimentaires: 10 g

Avo Toast avec œuf

Temps de préparation: 15 minutes
Temps de cuisson: 0 minutes
Portions: 3
Ingrédients:

*   1 ½ cuillère à café de beurre clarifié
*   1 tranche de pain, sans gluten et grillée
*   ½ avocat, tranché finement
*   Une poignée d'épinards
*   1 œuf brouillé ou poché
*   Une pincée de piment

Les indications:

Étalez le beurre clarifié sur les toasts. Garnir avec les tranches d'avocat et les feuilles d'épinards. Placez un œuf brouillé ou poché

dessus. Complétez la garniture avec une pincée de flocons de piment rouge.

Valeurs nutritionnelles:

*   Énergie: 540
*   Lipides: 18 g
*   Protéines: 27 g
*   Sodium: 25 mg
*   Glucides totaux: 73,5 g
*   Fibres alimentaires: 6 g

Quinoa rapide à la cannelle et au chia

Temps de préparation: 15 minutes
Temps de cuisson: 3 minutes
Portions: 2
Ingrédients:

*   2 tasses de quinoa, précuit
*   1 tasse de lait de cajou
*   ½ cuillère à café de cannelle moulue
*   1 tasse de myrtilles fraîches
*   ¼ tasse de noix grillées
*   2 cuillères à café de miel cru
*   1 cuillère à soupe de graines de chia

Les indications:

À feu moyen-doux, ajoutez le quinoa et le lait de cajou dans une casserole. Incorporer la cannelle, les myrtilles et les noix. Faites cuire lentement pendant trois minutes. Retirez la casserole du feu. Incorporez le miel. Garnir de graines de chia avant de servir.

Valeurs nutritionnelles:

*   Énergie: 887
*   Lipides: 29,5 g
*   Protéines: 44.
*   Sodium: 85 mg
*   Glucides totaux: 129,3 g
*   Fibres alimentaires: 18,5 g

Recette de riz brun cuit au four avec prunes, poires et baies

Temps de préparation: 12 minutes
Temps de cuisson: 30 minutes
Portions: 2
Ingrédients:
- 1 tasse d'eau
- ½ tasse de riz brun
- Une pincée de cannelle
- ½ cuillère à café d'extrait de vanille pur
- 2 cuillères à soupe de sirop d'érable pur (divisé)
- Tranches de fruits: baies, poires ou prunes
- Un peu de sel (facultatif)

Les indications:

Préchauffer le four à 200 ° C.
Porter l'eau et le riz brun à ébullition dans une casserole à feu moyen-vif. Incorporer la cannelle et l'extrait de vanille. Réduisez le feu à moyen-doux. Laisser mijoter 18 minutes ou jusqu'à ce que le riz brun soit tendre. Remplissez deux bols allant au four avec des portions égales de riz. Versez une cuillère à soupe de sirop d'érable dans chaque bol. Garnir les bols avec les fruits tranchés et saupoudrer d'une pincée de sel si désiré. Placer les bols au four - Cuire au four pendant 12 minutes, ou jusqu'à ce que les fruits commencent à caraméliser et que le sirop commence à mijoter.

Valeurs nutritionnelles:

- Énergie: 227
- Lipides: 6,3 g
- Protéines: 14,1 g
- Sodium: 80 mg
- Glucides totaux: 32,2 g
- Fibres alimentaires: 3,6 g

Œufs énergétiques rapides et épicés

Temps de préparation: 2 minutes
Temps de cuisson: 3 minutes
Portions: 1
Ingrédients:
- 1 cuillère à soupe de lait
- 1 cuillère à café de beurre fondu
- 2 oeufs
- Une pincée d'herbes et d'épices: aneth séché, origan séché, persil séché, thym séché et ail en poudre

Les indications:

Préchauffez le four à 170 ° C. Pendant ce temps, enduisez le fond d'une casserole avec le lait et le beurre.
Cassez doucement les œufs sur le lait et le beurre. Saupoudrez les œufs d'herbes séchées et d'ail en poudre.
Mettez la casserole au four. Cuire 3 minutes ou jusqu'à ce que les œufs soient cuits.

Valeurs nutritionnelles:

- Énergie: 177
- Lipides: 5,9 g
- Protéines: 8,8 g
- Sodium: 157 mg
- Glucides totaux: 22,8 g
- Fibres alimentaires: 0,7 g

Gruau aux bananes pour la nuit

Temps de préparation: 6 heures et 20 minutes
Temps de cuisson: 0 minutes
Portions: 3
Ingrédients:
- ¼ tasse de yogourt grec naturel
- ¼ cuillère à café de sel de mer en flocons
- 1 1/2 tasse de lait écrémé

- 1 tasse de flocons d'avoine à l'ancienne
- 1 cuillère à soupe de graines de chia
- 2 morceaux de bananes moyennes, très mûres et écrasées
- 2 cuillères à soupe de flocons de noix de coco, non sucrés et grillés
- 2 cuillères à soupe de miel
- 2 cuillères à café d'extrait de vanille
- Garnitures pour servir: pacanes rôties, graines de grenade, miel, moitiés de figues et tranches de banane

Les indications:

Mélanger tous les ingrédients, à l'exclusion des assaisonnements, dans un bol à mélanger. Bien mélanger jusqu'à ce qu'il soit complètement fondu. Répartissez le mélange également dans deux bols.

Couvrir et réfrigérer toute une nuit ou 6 heures.

Servir, mélanger et assaisonner.

Valeurs nutritionnelles:

- Énergie: 684
- Lipides: 22,8 g
- Protéines: 34,2 g
- Sodium: 374 mg
- Glucides totaux: 99,6 g
- Fibres alimentaires: 14,1 g

Bonnes céréales aux canneberges et cannelle

Temps de préparation: 8 minutes
Temps de cuisson: 35 minutes
Portions: 2
Ingrédients:
- 1 tasse de céréales (choix d'amarante, de sarrasin ou de quinoa)
- 2 1/2 tasses d'eau de coco ou de lait d'amande

- 1 bâton de cannelle
- 2 morceaux de clous de girofle entiers
- 1 cosse d'anis étoilé (facultatif)
- Fruits frais: pommes, mûres, canneberges, poires ou kakis
- Sirop d'érable (facultatif)

Les indications:

Porter à ébullition les céréales, l'eau de coco et les épices dans une casserole. Couvrir, puis baisser le feu à moyen-doux. Laisser mijoter dans les 25 minutes.

Pour servir, retirer les épices et garnir de tranches de fruits. Si désiré, arroser de sirop d'érable.

Valeurs nutritionnelles:

- Énergie: 628
- Lipides: 20,9 g
- Protéines: 31,4 g
- Sodium: 96 mg
- Glucides totaux: 112,3 g
- Fibres alimentaires: 33,8 g

Semifreddo frais et fruité

Temps de préparation: 20 minutes
Temps de cuisson: 0 minutes
Portions: 2
Ingrédients:
- ½ tasse de framboises fraîches
- Une pincée de cannelle
- 1 cuillère à café de sirop d'érable
- 2 cuillères à soupe de graines de chia
- 1 tasse de yogourt nature
- Fruits frais: mûres, nectarines ou fraises tranchées

Les indications:

À l'aide d'une fourchette, écrasez les framboises dans un bol jusqu'à obtenir une consistance semblable à de la confiture.

Ajouter la cannelle, le sirop et les graines de chia. Continuez à écraser jusqu'à ce que tous les ingrédients soient incorporés. Mettre de côté.

Dans deux verres de service, alterner les couches de yogourt et le mélange. Garnir de tranches de fruits frais.

Valeurs nutritionnelles:
*   Énergie: 315
*   Lipides: 8,7 g
*   Protéines: 19,6 g
*   Sodium: 164 mg
*   Glucides totaux: 45,8 g
*   Fibres alimentaires: 6,5 g

Boulettes de porc sirupeuses à la sauge poêlée

Temps de préparation: 12 minutes
Temps de cuisson: 10 minutes
Portions: 4
Ingrédients:
*   2 livres de porc haché, brouté
*   3 cuillères à soupe de sirop d'érable, grade B
*   3 cuillères à soupe de sauge fraîche hachée
*   ¾ cuillère à café de sel de mer
*   ½ cuillère à café d'ail en poudre
*   1 cuillère à café de graisse de cuisson solide

Les indications:

Cassez le porc haché en morceaux dans un grand bol. Arroser uniformément de sirop d'érable. Saupoudrer d'épices. Bien mélanger jusqu'à ce qu'il soit complètement fondu. Former le mélange en huit boulettes de viande. Mettre de côté.

Chauffer la graisse dans une poêle en fonte à feu moyen. Cuire les boulettes de viande pendant 10 minutes de chaque côté ou jusqu'à ce qu'elles soient dorées.

Valeurs nutritionnelles:
*   Calories: 405
*   Lipides: 11,2 g
*   Protéines: 30,3 g
*   Sodium: 240 mg
*   Glucides totaux: 53,3 g
*   Fibres alimentaires: 0,8 g
*   Glucides nets: 45,5 g

Bol crémeux à la banane et à la cannelle

Temps de préparation: Cinq minutes
Temps de cuisson: 3 minutes
Portions: 1
Ingrédients:
*   1 grosse banane mûre
*   ¼ cuillère à café de cannelle, moulue
*   Une pincée de sel marin celtique
*   2 cuillères à soupe de beurre de coco, fondu
*   Garnitures de votre choix: fruits, graines ou noix

Les indications:

Écrasez la banane dans un bol. Ajouter la cannelle et le sel marin celtique. Mettre de côté.

Faites chauffer le beurre de coco dans une casserole à feu doux. Versez le beurre chaud sur le mélange de banane.

Pour servir, ajoutez vos fruits, graines ou noix préférés.

Valeurs nutritionnelles:
*   Énergie: 564
*   Lipides: 18,8 g
*   Protéines: 28,2 g
*   Sodium: 230 mg
*   Glucides totaux: 58,2 g
*   Fibres alimentaires: 15,9 g

Dinde à la saucisse au thym et à la sauge

Temps de préparation: 40 minutes
Temps de cuisson: 25 minutes
Portions: 4
Ingrédients:
- 450g de dinde hachée
- ½ cuillère à café de cannelle
- ½ cuillère à café d'ail en poudre
- 1 cuillère à café de romarin frais
- 1 cuillère à café de thym frais
- 1 cuillère à café de sel de mer
- 2 cuillères à café de sauge fraîche
- 2 cuillères à soupe d'huile de coco

Les indications:

Mélangez tous les ingrédients, sauf l'huile, dans un bol à mélanger. Réfrigérer toute une nuit ou 30 minutes.

Versez l'huile dans le mélange. Former le mélange en quatre boulettes de viande.
Dans une poêle légèrement graissée à feu moyen, cuire les boulettes de viande pendant 5 minutes de chaque côté, ou jusqu'à ce que leur milieu ne soit plus rose. Vous pouvez également les cuire au four en les faisant cuire au four pendant 25 minutes à 200 ° C.

Valeurs nutritionnelles:

- Énergie: 284
- Lipides: 9,4 g
- Protéines: 14,2 g
- Sodium: 290 mg
- Glucides totaux: 36,9 g
- Fibres alimentaires: 0,7 g

CHAPITRE 10

Recettes pour le déjeuner

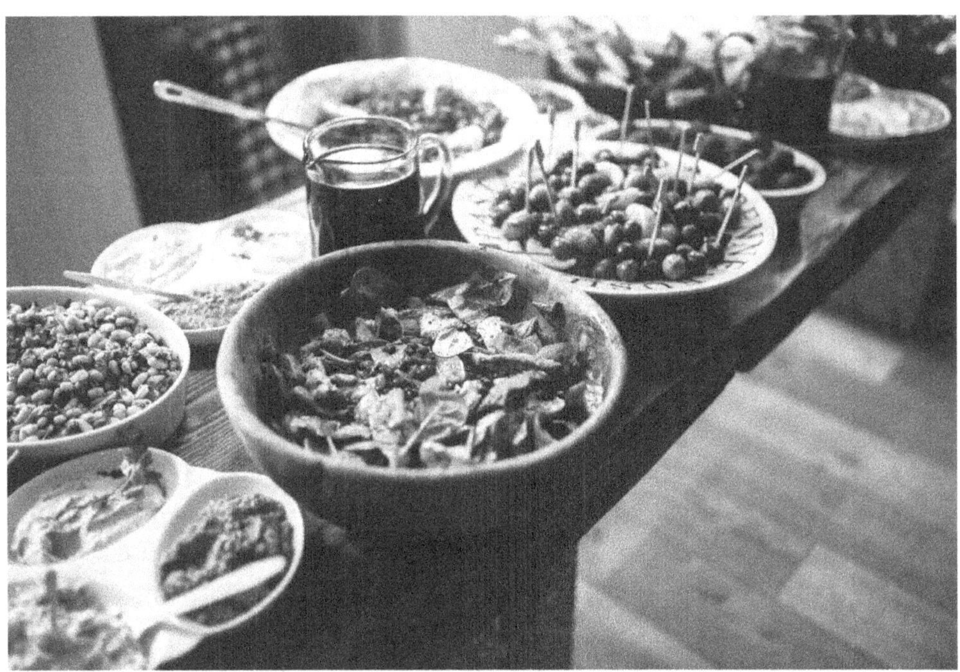

Soupe Capellini au Tofu et Crevettes

Temps de préparation: 20 min
Temps de cuisson: 20 min
Portions: 8
Ingrédients:
- 4 tasses de bok choy, tranchées
- Crevettes 100g, pelées, nettoyées
- 1 bloc de tofu ferme, coupé en carrés

- 1 pot de châtaignes d'eau tranchées, égouttées
- 1 bouquet d'échalotes, tranché
- 2 tasses de bouillon de poulet à teneur réduite en sodium
- 2 cuillères à café de sauce soja, réduite en sodium
- 2 tasses de capellini
- 2 cuillères à café d'huile de sésame
- Poivre blanc fraîchement moulu

- 1 cuillère à café de vinaigre de vin de riz

Les indications:

Versez le bouillon dans une casserole à feu moyen-vif. Porter à ébullition. Ajouter les crevettes, le chou chinois, l'huile et la sauce. Laisser bouillir et baisser le feu. Faire bouillir pendant 5 minutes.

Ajouter les châtaignes d'eau, le poivre, le vinaigre, le tofu, les capellini et l'échalote. Cuire 5 minutes ou jusqu'à ce que les capellini soient juste tendres. Servir chaud.

Valeurs nutritionnelles:

- Énergie: 205
- Glucides: 20 g
- Lipides: 9 g
- Protéine: 9 g

Salade de laitue iceberg et champignons

Temps de préparation: 10 minutes
Temps de cuisson: 20 min
Portions: 4
Ingrédients:

- 1 tête, grosse laitue iceberg, coupée en 6 quartiers égaux, garder un cœur, rincé, séché en essorage
- Pour la vinaigrette
- 1 boîte de 425 g. tiges et morceaux de champignons de Paris, rincés, bien égouttés
- 1 tasse de yogourt grec
- ¼ tasse de fromage cottage
- 2 cuillères à soupe. Jus de citron fraîchement pressé
- ½ tasse de vinaigre de vin blanc
- ½ cuillère à café poivre noir
- ¼ c. À thé stevia verte

Les indications:

À l'exception des champignons de Paris, mélanger tous les ingrédients de l'assaisonnement dans un bol. Mélanger jusqu'à consistance crémeuse. Si la vinaigrette est trop épaisse, ajoutez plus de vinaigre. Pliez les champignons. Divisez en 6 portions égales.

Déposer 1 tranche de laitue dans une assiette. Complet avec 1 portion d'assaisonnement

Valeurs nutritionnelles:

- Calories: 15
- Glucides: 3 g
- Lipides: 0 g
- Protéine: 1 g

Roquette avec vinaigrette Gorgonzola

Temps de préparation: 10 minutes
Temps de cuisson: 0 minutes
Portions: 4
Ingrédients:

- 1 bouquet de roquettes, nettoyé
- 1 poire, tranchée finement
- 1 cuillère à soupe de jus de citron frais
- 1 gousse d'ail meurtrie
- 1/3 tasse de Gorgonzola, émietté
- 1/4 tasse de bouillon de légumes, réduit en sodium
- Poivre fraîchement moulu
- 4 cuillères à café d'huile d'olive
- 1 cuillère à soupe de vinaigre de cidre

Les indications:

Mettez les tranches de poire et le jus de citron dans un bol. Mélanger sur la doublure. Disposez les tranches de poire, avec la roquette, sur un plat de service.

Dans un bol, mélanger le vinaigre, l'huile, le fromage, le bouillon, le poivre et l'ail. Laisser agir 5 minutes, retirer l'ail. Ajouter la vinaigrette et servir.

Valeurs nutritionnelles:

- Calories: 145
- Glucides: 23 g
- Lipides: 4 g
- Protéine: 6 g

Fusilli aux tomates cerises et chou frisé

Temps de préparation: 15 minutes
Temps de cuisson: 15 minutes
Portions: 4
Ingrédients:

- ¼ tasse de fusilli complet, cuit selon les instructions sur l'emballage
- 1 poignée de chou frisé, coupé en petits morceaux
- ½ tasse de tomates cerises coupées en quartiers
- 2 cuillères à soupe. liquide de cuisson
- ½ cuillère à soupe huile d'olive
- ¼ tasse de poireaux, tranchés finement
- 1 gousse d'ail émincée
- Une pincée de sel de mer
- Une pincée de poivre noir, juste assez
- 1 cuillère à café. amandes grillées, hachées
- pecorino, râpé, pour saupoudrer

Les indications:

Versez l'huile dans une casserole à feu vif. Ajoutez les poireaux et l'ail. Baisser le feu et faire revenir jusqu'à ce que les poireaux soient tendres, environ 2 minutes.
Ajouter le chou et les tomates. Remuer jusqu'à ce que le chou soit flétri, environ 4 minutes.

À l'exception du fromage, ajoutez les autres ingrédients. Remuez bien pour combiner. Placer le plat de pâtes sur une assiette et saupoudrer de pecorino. Servir.

Valeurs nutritionnelles:

- Énergie: 510
- Glucides: 42 g
- Lipides: 32 g
- Protéines: 16 g

Pot de riz et poulet

Temps de préparation: Cinq minutes
Temps de cuisson: 25 minutes
Portions: 4
Ingrédients:

- 450g de poitrines de poulet fermières désossées, sans peau
- ¼ tasse de riz brun
- ¾ lb. champignons de votre choix, tranchés
- 1 poireau haché
- ¼ tasse d'amandes moulues
- 1 tasse d'eau
- 1 cuillère à soupe. huile d'olive
- 1 tasse de haricots verts
- ½ tasse de vinaigre de cidre de pomme
- 2 cuillères à soupe. Farine tout usage
- 1 tasse de lait, faible en gras
- ¼ tasse de parmesan fraîchement râpé
- ¼ tasse de crème sure
- Une pincée de sel de mer, ajoutez-en si nécessaire
- poivre noir moulu, juste assez

Les indications:

Versez le riz brun dans une casserole. Ajoutez de l'eau. Couvrir et porter à ébullition. Baisser le feu, puis laisser mijoter 30 minutes ou jusqu'à ce que le riz soit cuit.

Pendant ce temps, dans une casserole, ajouter la poitrine de poulet et verser juste assez d'eau pour couvrir - assaisonner de sel. Faire bouillir le mélange, puis baisser le feu et laisser mijoter 10 minutes.

Coupez le poulet. Mettre de côté.

Faites chauffer l'huile d'olive. Faites cuire les poireaux jusqu'à ce qu'ils soient tendres. Ajoutez les champignons.

Versez le vinaigre de cidre de pomme dans le mélange. Faites dorer le mélange jusqu'à ce que le vinaigre se soit évaporé. Ajoutez la farine et le lait dans la casserole. Saupoudrer de parmesan et ajouter la crème sure. Assaisonner de poivre noir.

Préchauffez le four à 180 degrés. graisser légèrement une casserole avec de l'huile. Étalez le riz cuit dans la casserole, puis sur le poulet râpé et les haricots verts. Ajouter la sauce aux champignons et aux poireaux. Mettez les amandes dessus.

Cuire dans les 20 minutes ou jusqu'à ce qu'ils soient dorés. Laisser refroidir avant de servir.

Valeurs nutritionnelles:

- Calories: 401
- Glucides: 54 g
- Lipides: 12 g
- Protéine: 20 g

Tarte shiitake et épinards

Temps de préparation: 10 minutes
Temps de cuisson: 15 minutes
Portions: 8
Ingrédients:

- 1 ½ tasse de champignons shiitake, hachés
- 1 ½ tasse d'épinards, hachés
- 3 gousses d'ail émincées
- 2 oignons, hachés
- 4 cuillères à café huile d'olive
- 1 oeuf
- 1 ½ tasse de quinoa, cuit
- 1 ½ cuillère à café assaisonnement italien
- 1/3 tasse de graines de tournesol grillées, moulues
- 1/3 tasse de pecorino râpé

Les indications:

Faites chauffer l'huile d'olive dans une casserole. Une fois chauds, faire sauter les champignons shiitake pendant 3 minutes ou jusqu'à ce qu'ils soient légèrement saisis. Ajoutez l'ail et l'oignon. Faire dorer pendant 2 minutes ou jusqu'à ce que ce soit parfumé et translucide. Mettre de côté.

Dans la même casserole, faites chauffer l'huile d'olive restante. Ajoutez les épinards. Réduire le feu, puis laisser mijoter 1 minute, égoutter et transférer dans une passoire. Hachez finement les épinards et ajoutez-les au mélange de champignons. Ajoutez l'œuf au mélange d'épinards. Incorporer le quinoa cuit - arroser de vinaigrette italienne, puis remuer jusqu'à ce que le tout soit bien mélangé. Saupoudrez les graines de tournesol et le fromage.

Divisez le mélange d'épinards en boulettes de viande - Faites cuire les boulettes de viande dans les 5 minutes ou jusqu'à ce qu'elles soient fermes et dorées. Servir avec du pain burger.

Valeurs nutritionnelles:

- Calories: 43
- Glucides: 9 g
- Lipides: 0 g
- Protéine: 3 g

Salade de chou et d'orange avec vinaigrette aux agrumes

Temps de préparation: 10 minutes
Temps de cuisson: 0 minutes
Portions: 8

Ingrédients:
- 1 cuillère à café de zeste d'orange râpé
- 2 cuillères à soupe de bouillon de légumes à teneur réduite en sodium
- 1 cuillère à café de vinaigre de cidre
- 4 tasses de chou rouge, haché
- 1 cuillère à café de jus de citron
- 1 fenouil, tranché finement
- 1 cuillère à café de vinaigre balsamique
- 1 cuillère à café de vinaigre de framboise
- 2 cuillères à soupe de jus d'orange frais
- 2 oranges, pelées, coupées en morceaux
- 1 cuillère à soupe de miel
- 1/4 cuillère à café de sel
- Poivre fraîchement moulu
- 4 cuillères à café d'huile d'olive

Les indications:

Mettez le jus de citron, le zeste d'orange, le vinaigre de cidre, le sel et le poivre, le bouillon, l'huile, le miel, le jus d'orange, le vinaigre balsamique et la framboise dans un bol et mélangez.

Sortez les oranges, le fenouil et le chou. Mélanger sur la doublure.

Valeurs nutritionnelles:
- Calories: 70
- Glucides: 14 g
- Lipides: 0 g
- Protéine: 1 g

Riz aux crevettes au beurre de citron

Temps de préparation: 15 minutes
Temps de cuisson: 10 minutes
Portions: 3

Ingrédients:
- ¼ tasse de riz sauvage cuit
- ½ cuillère à café Beurre, divisé
- ¼ c. À thé huile d'olive
- 1 tasse de crevettes crues, pelées, nettoyées et égouttées
- ¼ tasse de pois surgelés, décongelés, rincés et égouttés
- 1 cuillère à soupe. jus de citron, fraîchement pressé
- 1 cuillère à soupe. ciboulette hachée
- Une pincée de sel de mer, au goût

Les indications:

Verser ¼ c. Beurrez et huilez dans le wok à feu moyen. Ajouter les crevettes et les pois. Faire sauter jusqu'à ce que les crevettes deviennent rose corail, environ 5 à 7 minutes.

Ajouter le riz sauvage et cuire jusqu'à ce qu'il soit bien chaud, assaisonner de sel et de beurre.

Transférer dans une assiette. Saupoudrer de ciboulette et de jus de citron. Servir.

Valeurs nutritionnelles:
- Énergie: 510
- Glucides: 0 g
- Lipides: 0 g
- Protéine: 0 g

Salade valencienne

Temps de préparation: 10 minutes
Temps de cuisson: 0 minutes
Portions: dix
Ingrédients:
- 1 cuillère à café. Olives Kalamata à l'huile, dénoyautées, légèrement égouttées, coupées en deux, coupées en julienne
- 1 tête, petite laitue romaine, rincée, séchée en essorage et coupée en petits morceaux

- ½ morceau, petite échalote, coupée en julienne
- 1 cuillère à café. Moutarde de Dijon
- ½ petit satsuma ou mandarine, pulpe seulement
- 1 cuillère à café. vinaigre de vin blanc
- 1 cuillère à café. huile d'olive extra vierge
- 1 pincée de thym frais, haché
- Une pincée de sel de mer
- Une pincée de poivre noir, juste assez

Les indications:

Combinez le vinaigre, l'huile, le thym frais, le sel, la moutarde, le poivre noir et le miel si vous en utilisez. Bien battre jusqu'à ce que l'assaisonnement émulsifie un peu.

Mélangez le reste des ingrédients de la salade dans un saladier.

Assaisonner d'assaisonnement au moment de servir. Servir aussitôt avec 1 tranche de pain au levain sans sucre ni sel.

Valeurs nutritionnelles:

- Énergie: 238
- Glucides: 23 g
- Lipides: 15 g
- Protéine: 8 g

Filet sauté aux raisins rouges et verts

Temps de préparation: 15 minutes
Temps de cuisson: 25 minutes
Portions: 4
Ingrédients:

- 1 médaillon, 170g de filet de porc, bien pelé, retirer la membrane
- sel de mer
- huile de sésame
- Pour la vinaigrette de raisin
- ¼ tasse de raisins verts, coupés en quartiers
- ¼ tasse de raisins rouges, coupés en quartiers
- grains de poivre noir, juste fendus
- 1 cuillère à café. vinaigre de cidre de pomme, fraîchement pressé

Les indications:

Pour faire la vinaigrette, mélangez les ingrédients dans un bol. Réfrigérer avant de servir.

Pendant ce temps, préchauffez la plaque de cuisson ou le gril électrique pendant au moins 3 minutes.

Assaisonnez légèrement le porc avec du sel et de l'huile de sésame. Griller seulement jusqu'à ce qu'ils soient bien dorés des deux côtés, environ 10 à 12 minutes. Retirer du gril. Couvrir de papier d'aluminium, puis laisser reposer la viande pendant 5 minutes. Placer le médaillon de porc cuit sur une assiette. Complet avec une vinaigrette. Servir.

Valeurs nutritionnelles:

- Énergie: 330
- Glucides: 28 g
- Lipides: 9 g
- Protéines: 27 g

Aïoli aux œufs

Temps de préparation: 20 minutes
Temps de cuisson: 0 minutes
Portions: 12
Ingrédients:

- 2 jaunes d'oeuf
- 1 ail râpé
- 2 cuillères à soupe. l'eau
- ½ tasse d'huile d'olive extra vierge
- ¼ tasse de jus de citron, fraîchement pressé, épépiné
- ¼ c. À thé sel de mer
- Une pincée de poivre de Cayenne en poudre

- Une pincée de poivre blanc, juste assez

Les indications:
Versez l'ail, les jaunes d'œufs, le sel et l'eau dans le mixeur; mélanger jusqu'à consistance lisse. Mettez l'huile d'olive jusqu'à ce que la vinaigrette émulsionne.
Ajoutez les autres ingrédients. Goûter; rectifier l'assaisonnement si nécessaire. Verser dans un récipient hermétique; utiliser au besoin.

Valeurs nutritionnelles:
- Calories: 100
- Glucides: 1 g
- Lipides: 11 g
- Protéine: 0 g

Aïoli sur courge spaghetti
Temps de préparation: 10 minutes
Temps de cuisson: 10 minutes
Portions: 4
Ingrédients:
- 1 courge spaghetti, coupée en deux sur la longueur, graines récoltées
- ¼ tasse d'Aïoli aux œufs
- huile d'olive pour la vinaigrette
- sel de mer
- poivre noir au goût

Les indications:
Préchauffer le four à 190 ° C. À l'aide d'un pinceau à pâtisserie, graisser légèrement la poêle avec de l'huile.
Versez plus d'huile sur les côtés coupés de la citrouille, avec une pincée généreuse de sel et de poivre.
Placez les légumes, côté coupé vers le bas, sur la plaque à pâtisserie; rôtir au four chaud pendant 40 à 45 minutes ou jusqu'à ce que la courge soit tendre.

Retirez et laissez refroidir. Retournez la citrouille; fourchette dans la viande pour faire des filets de spaghetti.
Mettez les nouilles végétariennes dans un bol; verser ¼ tasse d'aïoli. Mélangez doucement pour combiner. Goûter; Ajoutez plus d'aïoli si vous le souhaitez. Bien assaisonner de sel et de poivre si vous le souhaitez; servir.

Valeurs nutritionnelles:
- Calories: 31
- Glucides: 7 g
- Lipides: 1 g
- Protéine: 1 g

Ragoût de poulet au gingembre
Temps de préparation: 10 minutes
Temps de cuisson: 20 minutes
Portions: 6
Ingrédients:
- 1/4 tasse de filet de cuisse de poulet, coupé en dés
- ¼ tasse de nouilles aux œufs cuites
- 1 papaye non mûre, pelée et coupée en dés
- 1 tasse de bouillon de poulet faible en sodium et en gras
- 1 médaillon de gingembre, pelé, écrasé
- une pincée d'oignon en poudre
- une pincée d'ail en poudre, ajoutez-en si vous le souhaitez
- 1 tasse d'eau
- 1 cuillère à café. sauce poisson
- une pincée de poivre blanc
- 1 pièce, piment fort, haché

Les indications:
Mettez toutes les fixations dans une grande cocotte (casserole) à feu vif. Bouillir. Baissez

le feu au réglage le plus bas. Mettez le couvercle.

Faites cuire le ragoût pendant 20 minutes ou jusqu'à ce que la papaye soit tendre. Éteignez le feu. A consommer tel quel ou avec ½ tasse de riz cuit. Servir chaud.

Valeurs nutritionnelles:

*   Énergie: 273
*   Glucides: 15 g
*   Lipides: 9 g
*   Protéines: 33 g

Feuilles de taro à la sauce coco

Temps de préparation: 10 minutes
Temps de cuisson: 20 minutes
Portions: 5
Ingrédients:

*   4 tasses de feuilles de taro séchées
*   2 boîtes de crème de coco, divisées
*   ¼ tasse de porc haché, 90% maigre
*   1 cuillère à café. pâte de crevettes
*   1 piment oiseau, haché

Les indications:

À l'exception d'une boîte de crème de coco, mettez tous les ingrédients dans une casserole en argile à feu moyen. Fermé hermétiquement avec le couvercle. Cuire sans être dérangé pendant 3 à 3 heures et demie.

Versez le reste de la crème de coco avant d'éteindre le feu. Remuer et servir.

Valeurs nutritionnelles:

*   Énergie: 264
*   Glucides: 8 g
*   Lipides: 24 g
*   Protéine: 4 g

Steak de saumon poêlé aux herbes

Temps de préparation: 10 minutes
Temps de cuisson: Cinq minutes
Portions: 4
Ingrédients:

*   450g de pavé de saumon, rincé 1/8 cuillère à café de poivre de Cayenne
*   1 cuillère à café de poudre de chili
*   ½ cuillère à café de cumin
*   2 gousses d'ail émincées
*   1 cuillère à soupe d'huile d'olive
*   ¾ cuillère à café de sel
*   1 cuillère à café de poivre noir fraîchement moulu

Les indications:

Préchauffez le four à 180 degrés.

Dans un bol, mélanger le poivre de Cayenne, la poudre de chili, le cumin, le sel et le poivre noir. Mettre de côté.

Arroser d'huile d'olive sur le pavé de saumon. Frottez des deux côtés. Frottez l'ail et le mélange d'épices préparé. Laissez reposer pendant 10 minutes.

Après avoir laissé les saveurs se mélanger, préparez un plat allant au four. Faites chauffer l'huile d'olive. Une fois chaud, assaisonnez le saumon pendant 4 minutes des deux côtés.

Transférer la casserole au four. Cuire au four pendant 10 minutes. Servir.

Valeurs nutritionnelles:

*   Énergie: 210
*   Glucides: 0 g
*   Lipides: 14 g
*   Protéines: 19 g

Salade de saumon fumé

Temps de préparation: 15 minutes
Temps de cuisson: 20 minutes

Portions: 4
Ingrédients:
- 2 petits bulbes de fenouil, tranchés finement, quelques frondes réservées
- 1 cuillère à soupe de câpres bébé salées, rincées, égouttées
- ½ tasse de yogourt nature
- 2 cuillères à soupe de persil haché
- 1 cuillère à soupe de jus de citron fraîchement pressé
- 2 cuillères à soupe de ciboulette fraîche, hachée
- 1 cuillère à soupe d'estragon frais haché
- 180 g de saumon fumé en tranches, un peu de sel
- ½ oignon rouge, tranché finement
- 1 cuillère à café de zeste de citron, finement râpé
- ½ tasse de lentilles vertes françaises, rincées
- 60 g de pousses d'épinards frais
- ½ avocat, tranché
- Une pincée de sucre granulé

Les indications:

Mettez l'eau dans une grande casserole avec l'eau et faites bouillir à feu moyen. Une fois bouillant; cuire les lentilles jusqu'à tendreté, pendant 20 minutes; bien égoutter.

Pendant ce temps, faites chauffer à l'avance une poêle grillée à feu vif. Saupoudrer les tranches de fenouil d'un peu d'huile et cuire jusqu'à ce qu'elles soient tendres, 2 minutes de chaque côté.

Mélangez la ciboulette, le persil, le yogourt, l'estragon, le zeste de citron et les câpres dans un robot culinaire jusqu'à homogénéité totale, puis assaisonnez de poivre au goût.

Mettez l'oignon avec le sucre, le jus et une pincée de sel dans un grand bol. Réserver quelques minutes, puis égoutter.

Mélanger les lentilles avec l'oignon, le fenouil, l'avocat et les épinards dans un grand bol. Répartir uniformément dans les assiettes, puis garnir de poisson. Saupoudrer des restes de feuilles de fenouil et plus de persil frais. Arroser de vinaigrette déesse verte. Apprécier.

Valeurs nutritionnelles:
- kcal: 368
- Lipides: 14 g
- Fibres: 8 g
- Protéine: 20 g

Couscous Pilaf à la Dinde

Temps de préparation: 20 minutes
Temps de cuisson: 20 minutes
Portions: 4
Ingrédients:
- 1 ¼ livre de dinde hachée
- ½ cuillère à café de cannelle moulue
- 1 petit oignon rouge, haché finement
- ¼ cuillère à café de flocons de piment séchés
- 2 gousses d'ail écrasées
- 1 citron, pressé, zeste finement râpé
- 1 ½ cuillère à café de coriandre moulue
- ¾ cuillère à café de gingembre moulu
- 1 tasse de feuilles de menthe, fraîches, bien emballées
- 1 ½ cuillère à café de cumin moulu
- 1 tasse de couscous
- ½ tasse de canneberges séchées
- 1 tasse d'eau bouillante
- 2 cuillères à soupe de pistaches, grillées, hachées
- 1 tasse de feuilles de coriandre, fraîches, bien emballées
- Huile d'olive extra vierge, pour servir

<u>Les indications:</u>
Chauffer l'huile jusqu'à ce qu'elle soit chaude
dans une poêle. Une fois cuit, ajoutez et
faites cuire l'oignon avec l'ail jusqu'à ce qu'il
soit tendre, en remuant souvent pendant 2
minutes. Ajouter la coriandre moulue, le
cumin, le gingembre, le piment et la cannelle.
Continuez à cuire jusqu'à ce qu'il devienne
aromatique, pendant encore une minute, en
remuant souvent pour éviter qu'il ne brûle.
Augmentez le feu puis ajoutez la dinde. Cuire
jusqu'à ce qu'il soit complètement cuit et
doré, pendant encore 6 minutes. Pendant
que vous faites cuire la viande; n'oubliez pas
de casser le hachis avec une grande cuillère
en bois
Pendant ce temps, placez les canneberges
avec le couscous, le jus de citron, le zeste et
l'eau dans un bol résistant à la chaleur. À
l'aide d'une pellicule plastique, couvrir et
laisser reposer 5 minutes pour absorber, bien
peler à l'aide d'une grande fourchette.
Assaisonner selon l'envie.
Hachez finement la moitié de la coriandre et
de la menthe. Ajouter le mélange de dinde, la
coriandre et la menthe au couscous. Bien
mélanger. Saupoudrer de pistaches et arroser
d'huile.
<u>Valeurs nutritionnelles:</u>
- kcal: 200
- Lipides: 14 g
- Fibres: 3 g
- Protéines: 34 g

Broccolini juteux aux anchois et amandes

Temps de préparation: 10 minutes
Temps de cuisson: 10 minutes
Portions: 6
Ingrédients:
- 2 bouquets de broccolini, nettoyés
- 1 cuillère à soupe d'huile d'olive extra vierge
- 1 long poivron rouge frais, épépiné, haché finement
- 2 gousses d'ail, tranchées finement
- ¼ tasse d'amandes naturelles, hachées grossièrement
- 2 cuillères à café de zeste de citron, finement râpé
- Un peu de jus de citron frais
- 4 anchois à l'huile, hachés

<u>Les indications:</u>
Chauffer l'huile jusqu'à ce qu'elle soit chaude
dans une grande casserole. Ajouter les
anchois égouttés, l'ail, le piment et le zeste de
citron. Cuire jusqu'à ce que ce soit
aromatique, pendant 30 secondes, en
remuant souvent. Ajouter les amandes et
poursuivre la cuisson encore une minute en
remuant souvent. Retirer du feu et ajouter un
peu de jus de citron frais.
Placez ensuite les broccolini dans un panier
vapeur posé sur une casserole d'eau
bouillante. Couvrir et cuire jusqu'à ce qu'il
soit croustillant, de 2 à 3 minutes. Bien
égoutter puis transférer dans un grand plat
de service. Compléter avec le mélange
d'amandes. Apprécier.
<u>Valeurs nutritionnelles:</u>
- kcal: 350
- Lipides: 7 g
- Fibres: 3 g
- Protéine: 6 g

Poivrons farcis à l'amarante et au quinoa

Temps de préparation: 20 minutes
Temps de cuisson: 1 heure et 10 minutes
Portions: 4

Ingrédients:
* 2 cuillères à soupe d'amarante
* 1 courgette moyenne, pelée, râpée
* 2 tomates mûries sur pied, coupées en cubes
* 2/3 tasse (environ 135 g) de quinoa
* 1 oignon, de taille moyenne, haché finement
* 2 gousses d'ail écrasées
* 1 cuillère à café de cumin moulu
* 2 cuillères à soupe de graines de tournesol légèrement grillées
* 75 g de ricotta, fraîche
* 2 cuillères à soupe de groseilles
* 4 poivrons, gros, coupés en deux sur la longueur et épépinés
* 2 cuillères à soupe de persil plat, haché grossièrement

Les indications:

Tapisser une plaque à pâtisserie, de préférence grande, de papier sulfurisé (antiadhésif), puis préchauffer le four à 180 degrés à l'avance. Remplissez une casserole de taille moyenne avec environ un demi-litre d'eau, puis ajoutez l'amarante et le quinoa; porter à ébullition à feu moyen. Une fois terminé, baissez le feu à doux; couvrir et laisser mijoter jusqu'à ce que les haricots soient al dente et que l'eau soit absorbée, pendant 12 à 15 minutes. Retirer du feu et réserver.

Pendant ce temps, graissez légèrement une grande poêle avec de l'huile et faites-la chauffer à feu moyen. Une fois chaud, ajoutez l'oignon avec les courgettes et faites cuire jusqu'à ce qu'ils soient ramollis, pendant quelques minutes, en remuant souvent. Ajouter le cumin et l'ail; cuire une minute. Enlever de la chaleur et mettre de côté pour refroidir.

Mettez les céréales, le mélange d'oignon, les graines de tournesol, les groseilles, le persil, la ricotta et la tomate dans un bol, de préférence grand; bien mélanger les ingrédients jusqu'à ce qu'ils soient bien mélangés - assaisonner avec du poivre et du sel au goût.

Remplissez les poivrons avec le mélange de quinoa préparé et disposez-les sur la plaque à pâtisserie en la recouvrant de papier d'aluminium - Cuire au four pendant 17 à 20 minutes. Retirez le papier d'aluminium et faites cuire jusqu'à ce que la garniture soit bien dorée et que les légumes soient tendres à la fourchette, pendant encore 15 à 20 minutes.

Valeurs nutritionnelles:

* kcal: 200
* Lipides: 8,5 g
* Fibres: 8 g
* Protéine: 15 g

Truite de mer grillée avec vinaigrette à l'ail et au persil

Temps de préparation: 20 minutes
Temps de cuisson: 25 minutes
Portions: 8
Ingrédients:
* 1,5 kg de filet de truite, de préférence de la truite de mer, désossé, avec la peau
* 4 gousses d'ail, tranchées finement
* 2 cuillères à soupe de câpres, hachées grossièrement
* ½ tasse de feuilles de persil plat frais
* 1 piment rouge, de préférence long; émincé
* 2 cuillères à soupe de jus de citron fraîchement pressé
* ½ tasse d'huile d'olive
* Quartiers de citron, pour servir

Les indications:

Badigeonner la truite d'environ 2 cuillères à soupe d'huile; assurez-vous que tous les côtés sont bien enduits. Préchauffez le barbecue à feu vif, de préférence avec une hotte fermée. Baissez le feu à moyen; déposer la truite enrobée sur la plaque de cuisson, de préférence côté peau. Cuire jusqu'à ce que partiellement cuit et bruni, pendant quelques minutes. Retournez soigneusement la truite; cuire jusqu'à ce qu'il soit complètement cuit, de 12 à 15 minutes, le capot fermé. Transférer le filet dans une grande assiette de service.

Pendant ce temps, faites chauffer l'huile restante; l'ail à feu doux dans une petite casserole jusqu'à ce qu'il soit juste chauffé; l'ail commence à changer de couleur. Retirer, puis incorporer les câpres, le jus de citron et le piment. Saupoudrer la truite de la vinaigrette préparée puis saupoudrer de feuilles de persil frais. Servir immédiatement avec des quartiers de citron frais, profitez de votre repas.

Valeurs nutritionnelles:

- kcal: 170
- Lipides: 30 g
- Fibres: 2 g
- Protéines: 37 g

Sandwich à la salade de pois chiches et avocat aux canneberges

Temps de préparation: 10 minutes
Temps de cuisson: 10 minutes
Portions: 2
Ingrédients:

- 4 tranches de pain sans gluten
- 1 pot de pois chiches), rincés et égouttés
- poivre moulu et sel

- 2 cuillères à café de jus de citron, pressé
- 1 gros avocat mûr
- ¼ tasse de canneberges séchées
- Roquette, épinards ou oignon rouge sur le dessus

Les indications:

Écrasez les pois chiches à l'aide d'une grande fourchette dans un bol de taille moyenne. Ajouter l'avocat et écraser à nouveau à l'aide de la même fourchette jusqu'à ce que l'avocat soit complètement lisse; ne vous inquiétez pas s'il contient de gros morceaux. Incorporer les canneberges et le jus de citron, assaisonner de poivre et sel au goût. Réfrigérer jusqu'au moment de servir.

Avant de servir, faites griller le pain puis étalez environ la moitié de la salade de pois chiches et d'avocat sur une tranche. Complet avec roquette, épinards ou oignon rouge. Ajoutez un autre morceau grillé sur le dessus et coupez-le en deux. Servir immédiatement et savourer.

Valeurs nutritionnelles:

- kcal: 405
- Lipides: 15 g
- Fibres: 17 g
- Protéine: 12 g

Délicieuse salade de thon

Temps de préparation: 10 minutes
Temps de cuisson: 15 minutes
Portions: 2
Ingrédients:

- 2 boîtes de thon emballées dans l'eau (140g chacune), égouttées
- ¼ tasse de mayonnaise
- 2 cuillères à soupe de basilic frais, haché

- 1 cuillère à soupe de jus de citron fraîchement pressé
- 2 cuillères à soupe de poivrons rouges rôtis, hachés
- 1/4 tasse de kalamata ou d'olives mélangées, hachées
- 2 grosses tomates mûries sur vigne
- 1 cuillère à soupe de câpres
- 2 cuillères à soupe d'oignon rouge, haché
- Poivre et sel au goût

Les indications:

Ajouter tous les éléments (sauf les tomates) ensemble dans un grand bol; bien mélanger les ingrédients jusqu'à ce qu'ils soient bien mélangés. Coupez les tomates en six, puis ouvrez-les doucement. Versez le mélange de salade de thon préparé au centre; servir immédiatement et savourer.

Valeurs nutritionnelles:

- kcal: 405
- Lipides: 24 g
- Fibres: 3,2 g
- Protéines: 37 g

Kilos de dinde

Temps de préparation: 15 minutes
Temps de cuisson: 4 heures et 10 minutes
Portions: 8
Ingrédients:
- 450g de dinde hachée, de préférence 99% maigre
- 2 boîtes de haricots rouges, rincés et égouttés (425 g chacun)
- 1 poivron rouge, haché
- 2 boîtes de sauce tomate (425 g chacune)
- 1 pot de piments jalapeno domestiques tranchés, égouttés (425g)

- 2 boîtes de petites tomates, coupées en dés (425 g chacune)
- 1 cuillère à soupe de cumin
- 1 poivron jaune, haché grossièrement
- 2 boîtes de haricots noirs, de préférence rincés et égouttés (425 g chacun)
- 1 tasse de maïs, congelé
- 2 cuillères à soupe de poudre de chili
- 1 cuillère à soupe d'huile d'olive
- Poivre noir et sel au goût
- 1 oignon moyen, coupé en dés
- Oignons verts, avocat, fromage râpé, yogourt grec / crème sure, pour finir, facultatif

Les indications:

Chauffer l'huile jusqu'à ce qu'elle soit chaude dans une grande poêle. Une fois cuit, placez soigneusement la dinde dans la poêle chaude et faites cuire jusqu'à ce qu'elle devienne brune. Versez la dinde dans le fond de la mijoteuse, de préférence 6 litres.
Ajouter les jalapeños, le maïs, les poivrons, l'oignon, les tomates en dés, la sauce tomate, les haricots, le cumin et la poudre de chili. Remuer, puis ajouter du poivre et du sel au goût.
Couvrir et cuire 6 heures à feu doux ou 4 heures à feu vif. Servir avec des garnitures facultatives et savourer.

Valeurs nutritionnelles:

- kcal: 455
- Lipides: 9 g
- Fibres: 19 g
- Protéines: 38 g

Salade César au chou frisé et roulé au poulet grillé

Temps de préparation: 10 minutes
Temps de cuisson: 20 minutes
Portions: 2

Ingrédients:
* 6 tasses de chou frisé, coupé en petits morceaux
* ½ œuf câlin; cuit
* 230g de poulet grillé, tranché finement
* ½ cuillère à café de moutarde de Dijon
* ¾ tasse de parmesan, haché finement
* Poivre noir moulu
* sel casher
* 1 gousse d'ail émincée
* 1 tasse de tomates cerises, coupées en quartiers
* 1/8 tasse de jus de citron, fraîchement pressé
* 2 grosses tortillas ou deux petits pains Lavash
* 1 cuillère à café d'agave ou de miel
* 1/8 tasse d'huile d'olive

Les indications:

Mélangez la moitié de l'œuf avarié avec la moutarde, l'ail haché, le miel, l'huile d'olive et le jus de citron dans un grand bol. Battez jusqu'à ce que vous obteniez une sauce épaisse. Assaisonner avec du poivre et du sel au goût.

Ajouter les tomates cerises, le poulet et le chou noir; remuer doucement jusqu'à ce qu'il soit bien enrobé de vinaigrette, puis ajouter ¼ tasse de parmesan.

Répartir la focaccia et répartir uniformément la salade préparée sur les petits pains; saupoudrer chacun d'environ ¼ tasse de parmesan.

Roulez les emballages et coupez-les en deux. Servir immédiatement et savourer.

Valeurs nutritionnelles:

* kcal: 511
* Lipides: 29 g
* Fibres: 2,8 g
* Protéine: 50 g

Recette de tilapia au four avec garniture au romarin et aux pacanes

Temps de préparation: 10 minutes
Temps de cuisson: 20 minutes
Portions: 4
Ingrédients:
* 4 filets de tilapia (110 g chacun)
* ½ cuillère à café de cassonade ou de sucre de coco
* 2 cuillères à café de romarin frais haché
* 1/3 tasse de pacanes crues, hachées
* Une pincée de poivre de Cayenne
* 1 ½ cuillère à café d'huile d'olive
* 1 gros blanc d'oeuf
* 1/8 cuillère à café de sel
* 1/3 tasse de chapelure panko, de préférence complet

Les indications:

Chauffez le four à 180 degrés.

Mélangez les pacanes avec la chapelure, le sucre de coco, le romarin, le poivre de Cayenne et le sel dans une petite plaque à pâtisserie. Ajoutez l'huile d'olive; lancer.

Cuire dans les 7 à 8 minutes, jusqu'à ce que le mélange prenne une couleur légèrement dorée.

Réglez la chaleur à 200 degrés et enduisez une grande casserole en verre avec un enduit à cuisson.

Battez le blanc d'oeuf dans la poêle.

Travaillez par lots; tremper le poisson (un tilapia à la fois) dans le blanc d'œuf, puis l'enrober légèrement dans le mélange de pacanes. Mettez les filets couverts dans la casserole.

Presser le reste du mélange de pacanes sur les filets de tilapia.

Cuire en 8 à 10 minutes. Servir immédiatement et savourer.

Valeurs nutritionnelles:

- kcal: 222
- Lipides: 10 g
- Fibres: 2 g
- Protéines: 27 g

Salade d'oeuf

Temps de préparation: 10 minutes
Temps de cuisson: 0 minutes
Portions: 2
Ingrédients:

- 6 œufs biologiques durs élevés au pâturage
- 1 avocat
- ¼ tasse de yogourt grec
- 2 cuillères à soupe de mayonnaise à l'huile d'olive
- 1 cuillère à café d'aneth frais
- Sel de mer au goût
- Laitue pour servir

Les indications:

Écrasez les œufs durs et l'avocat.

Ajouter le yogourt grec, la mayonnaise à l'huile d'olive et l'aneth frais.

Assaisonner avec du sel de mer. Servir sur un lit de laitue.

Valeurs nutritionnelles:

- Glucides totaux: 18 g
- Fibres alimentaires: 10 g
- Protéines: 23 g
- Matières grasses totales: 38 g
- Énergie: 486

Salade de fruits de style hivernal

Temps de préparation: 10 minutes
Temps de cuisson: 0 minutes

Portions: 6
Ingrédients:

- 4 patates douces cuites, coupées en dés (cubes de 2 cm)
- 3 poires, coupées en dés (cubes de 2 cm)
- 1 tasse de raisins, coupés en deux
- 1 pomme en cubes
- 1/2 tasse de moitiés de pacanes
- 2 cuillères à soupe d'huile d'olive
- 1 cuillère à soupe de vinaigre de vin rouge
- 2 cuillères à soupe de miel cru

Les indications:

Mélanger l'huile d'olive, le vinaigre de vin rouge, puis le miel cru pour faire la vinaigrette et réserver.

Mélangez les moitiés de fruits hachés, de patates douces et de pacanes et répartissez-les dans six bols. Assaisonnez chaque bol avec la vinaigrette.

Valeurs nutritionnelles:

- Glucides totaux: 40 g
- Fibres alimentaires: 6 g
- Protéine: 3 g
- Matières grasses totales: 11 g
- Calories: 251

Salade de saumon facile

Temps de préparation: 10 minutes
Temps de cuisson: 0 minutes
Portions: 1
Ingrédients:

- 1 tasse de roquette bio
- 1 boîte de saumon sauvage
- ½ avocat, tranché
- 1 cuillère à soupe d'huile d'olive
- 1 cuillère à café de moutarde de Dijon
- 1 cuillère à café de sel de mer

Les indications:

Commencez par mélanger l'huile d'olive, la moutarde de Dijon et le sel de mer dans un bol pour préparer la vinaigrette. Mettre de côté.

Assemblez la salade avec la roquette comme base et garnissez de tranches de saumon et d'avocat.

Assaisonner avec la vinaigrette.

Valeurs nutritionnelles:

*   Glucides totaux: 7 g
*   Fibres alimentaires: 5 g
*   Protéines: 48 g
*   Matières grasses totales: 37 g
*   Énergie: 553

Salade de pâtes santé

Temps de préparation: 15 minutes
Temps de cuisson: 10 minutes
Portions: 6
Ingrédients:

*   1 paquet de fusilli sans gluten
*   1 tasse de tomates cerises, tranchées
*   1 poignée de coriandre fraîche, hachée
*   1 tasse d'olives, coupées en deux
*   1 tasse de basilic frais, haché
*   ½ tasse d'huile d'olive
*   Sel de mer au goût

Les indications:

Fouettez ensemble l'huile d'olive, le basilic haché, la coriandre et le sel de mer. Mettre de côté.

Cuire les pâtes selon les instructions sur l'emballage, filtrer et rincer.

Mélangez les pâtes avec les tomates et les olives.

Ajouter le mélange d'huile d'olive et mélanger jusqu'à ce que le tout soit bien mélangé.

Valeurs nutritionnelles:

*   Glucides totaux: 66 g
*   Fibres alimentaires: 5 g
*   Protéines: 13 g
*   Matières grasses totales: 23 g
*   Calories: 525

Salade de haricots aux épinards

Temps de préparation: 10 minutes
Temps de cuisson: Cinq minutes
Portions: 1
Ingrédients:

*   1 tasse d'épinards frais
*   ¼ tasse de haricots noirs en conserve
*   ½ tasse de pois chiches en conserve
*   ½ tasse de champignons cremini
*   2 cuillères à soupe de vinaigre balsamique bio
*   1 cuillère à soupe d'huile d'olive

Les indications:

Cuire les champignons cremini dans l'huile d'olive à feu moyen et doux pendant 5 minutes, jusqu'à ce qu'ils soient légèrement dorés.

Préparez la salade en ajoutant les épinards frais dans une assiette et en garnissant avec les haricots, les champignons et la vinaigrette balsamique.

Valeurs nutritionnelles:

*   Glucides totaux: 26 jours
*   Fibres alimentaires: 8 g
*   Protéine: 9 g
*   Matières grasses totales: 15 g
*   Calories: 274

Salade de chou noir

Temps de préparation: 10 minutes
Temps de cuisson: 0 minutes
Portions: 1
Ingrédients:

- 1 tasse de chou frais
- ½ tasse de myrtilles
- ½ tasse de cerises dénoyautées coupées en deux
- ¼ tasse de canneberges séchées
- 1 cuillère à soupe de graines de sésame
- 2 cuillères à soupe d'huile d'olive
- Jus de 1 citron

Les indications:

Mélangez l'huile d'olive et le jus de citron, puis versez le chou frisé dans la vinaigrette. Placez les feuilles de chou dans un saladier et ajoutez les myrtilles fraîches, les cerises et les canneberges.

Complétez avec les graines de sésame.

Valeurs nutritionnelles:

- Glucides totaux: 48 g
- Fibres alimentaires: 7 g
- Protéine: 6 g
- Matières grasses totales: 33 g
- Énergie: 477

Soupe de patate douce

Temps de préparation: 15 minutes
Temps de cuisson: 15 minutes
Portions: 6
Ingrédients:

- 2 cuillères à soupe d'huile d'olive
- 1 oignon moyen, haché
- 1 boîte de piments verts
- 1 cuillère à café de cumin moulu
- 1 cuillère à café de gingembre moulu
- 1 cuillère à café de sel de mer
- 4 tasses de patates douces, pelées et hachées
- 4 tasses de bouillon de légumes biologique faible en sodium
- 2 cuillères à soupe de coriandre fraîche, hachée

- 6 cuillères à soupe de yaourt grec

Les indications:

Chauffer l'huile d'olive à feu moyen dans une grande casserole. Ajouter l'oignon et faire revenir jusqu'à ce qu'il soit tendre. Ajouter les piments verts et les assaisonnements et cuire 2 minutes.

Incorporer les patates douces et le bouillon de légumes et porter à ébullition.

Laisser mijoter dans les 15 minutes.

Incorporer la coriandre hachée.

Mélanger la moitié de la soupe jusqu'à consistance lisse. Remettez-le dans la casserole avec le reste de la soupe.

Assaisonner avec du sel de mer supplémentaire si désiré et garnir d'une cuillerée de yogourt grec.

Valeurs nutritionnelles:

- Glucides totaux: 33 g
- Fibres alimentaires: 5 g
- Protéine: 6 g
- Matières grasses totales: 5 g
- Énergie: 192

Ragoût de lentilles au curry

Temps de préparation: 10 minutes
Temps de cuisson: 15 minutes
Portions: 4
Ingrédients:

- 1 cuillère à soupe d'huile d'olive
- 1 oignon haché
- 2 gousses d'ail émincées
- 1 cuillère à soupe de vinaigrette au curry bio
- 4 tasses de bouillon de légumes biologique faible en sodium
- 1 tasse de lentilles rouges
- 2 tasses de courge musquée, cuite
- 1 tasse de chou frisé
- 1 cuillère à café de curcuma

- Sel de mer au goût

Les indications:
Faire dorer l'huile d'olive avec l'oignon et l'ail dans une grande casserole à feu moyen, ajouter. Faire dorer pendant 3 minutes.
Ajouter la vinaigrette au curry bio, le bouillon de légumes et les lentilles et porter à ébullition - Cuire 10 minutes.
Incorporer la citrouille et le chou frisé cuits.
Ajouter le curcuma et le sel de mer au goût.
Servir chaud.

Valeurs nutritionnelles:
- Glucides totaux: 41 g
- Fibres alimentaires: 13 g
- Protéines: 16 g
- Matières grasses totales: 4 g
- Calories: 252

Wrap tortilla aux haricots noirs
Temps de préparation: 10 minutes
Temps de cuisson: 0 minutes
Portions: 2
Ingrédients:
- ¼ tasse de maïs
- 1 poignée de basilic frais
- ½ tasse de roquette
- 1 cuillère à soupe de levure nutritionnelle
- ¼ tasse de haricots noirs en conserve
- 1 pêche, tranchée
- 1 cuillère à café de jus de citron vert
- 2 tortillas sans gluten

Les indications:
Répartissez les haricots, le maïs, la roquette et les pêches entre les deux tortillas.
Garnir chaque tortilla de la moitié du basilic frais et du jus de lime

Valeurs nutritionnelles:
- Glucides totaux: 44 g

- Fibres alimentaires: 7 g
- Protéine: 8 g
- Matières grasses totales: 1 g
- Énergie: 203

Galettes de patates douces
Temps de préparation: 10 minutes
Temps de cuisson: Cinq minutes
Portions: 4
Ingrédients:
- 2 ½ tasses de patates douces, pelées et hachées
- 1/3 tasse de farine de riz
- ½ tasse d'oignon blanc, haché
- 1 gros œuf de pâturage biologique, battu
- 12 cuillères à soupe d'huile de coco pour la cuisson
- Sel et poivre au goût

Les indications:
Mélanger la patate douce et la farine dans un grand bol et mélanger. Ajoutez l'oignon et l'œuf et mélangez le tout.
Divisez le mélange de patates douces en quatre boules et faites un petit gâteau chacune.
Ajouter 12 cuillères à soupe d'huile de coco dans une poêle à feu moyen et laisser fondre,
Cuire chaque tarte pendant 3 minutes, ou jusqu'à ce qu'elle soit dorée, de chaque côté.
Servir avec une salade d'accompagnement pour un déjeuner anti-inflammatoire parfait.

Valeurs nutritionnelles:
- Glucides totaux: 72 g
- Fibres alimentaires: 10 g
- Protéine: 8 g
- Matières grasses totales: 5 g
- Énergie: 359

Soupe aux champignons et à la noix de coco

Temps de préparation: 10 minutes
Temps de cuisson: 10 minutes
Portions: 3
Ingrédients:
*   1 cuillère à soupe d'huile de coco
*   1 cuillère à soupe de gingembre moulu
*   1 tasse de champignons cremini, hachés
*   ½ cuillère à café de curcuma
*   2 ½ tasses d'eau
*   ½ tasse de lait de coco en conserve
*   Sel de mer au goût

Les indications:

Chauffer l'huile de coco à feu moyen dans une grande casserole et ajouter les champignons. Cuire 3-4 minutes.
Mettez les attaches restantes et faites bouillir.
Laissez mijoter pendant 5 minutes.
Répartissez dans trois bols à soupe et dégustez!

Valeurs nutritionnelles:
*   Glucides totaux: 4 g
*   Fibres alimentaires: 1 g
*   Protéine: 2 g
*   Matières grasses totales: 14 g
*   Calories: 143

Soupe aux tomates détox

Temps de préparation: 10 minutes
Temps de cuisson: 20 minutes
Portions: 2
Ingrédients:
*   ½ tasse de bouillon de légumes bio faible en sodium
*   1 boîte de tomates bio
*   2 cuillères à café de curcuma
*   1 cuillère à café d'huile d'olive
*   2 gousses d'ail
*   1 petit oignon, haché
*   1 poignée de basilic frais

Les indications:

Mettez tous les ustensiles dans une grande casserole et portez à ébullition.
Faire bouillir pendant 20 minutes.
À l'aide d'un mélangeur à immersion, mélanger jusqu'à consistance lisse.
Servir avec une tranche de pain grillé sans gluten ou une salade d'accompagnement.
Valeurs nutritionnelles:
*   Glucides totaux: 14 g
*   Fibres alimentaires: 5 g
*   Protéine: 3 g
*   Matières grasses totales: 3 g
*   Calories: 86

Soupe de chou-fleur

Temps de préparation: Cinq minutes
Temps de cuisson: 10 minutes
Portions: dix
Ingrédients:
*   ¾ tasse d'eau
*   2 cuillères à café d'huile d'olive
*   1 oignon, coupé en dés
*   1 tête de chou-fleur, seulement les fleurons
*   1 boîte de lait de coco entier
*   1 cuillère à café de curcuma
*   1 cuillère à café de gingembre
*   1 cuillère à café de miel cru

Les indications:

Mettez toutes les attaches dans une grande casserole et faites bouillir pendant environ 10 minutes.
Utilisez un mixeur plongeant pour mélanger et lisser la soupe. Servir.
Valeurs nutritionnelles:
*   Glucides totaux: 7 g

- Fibres alimentaires: 2 g
- Glucides nets:
- Protéine: 2 g
- Matières grasses totales: 11 g
- Énergie: 129

Salade de haricots shawarma

Temps de préparation: 15 minutes
Temps de cuisson: 20 minutes
Portions: 2
Ingrédients:
Pour préparer la salade
- 20 chips de pita
- 140g de laitue printanière
- 10 tomates cerises
- ¾ Tasse de persil frais
- ¼ tasse d'oignon rouge (haché)
Pour les pois chiches
- 1 cuillère à soupe d'huile d'olive
- 1 cuillère à soupe de cumin et de curcuma
- ½ cuillère à soupe de poudre de paprika et de coriandre
- 1 pincée de poivre noir
- ½ faible teneur en sel casher
- ¼ cuillère à soupe de gingembre et cannelle en poudre
Pour préparer la vinaigrette
- 3 gousses d'ail
- 1 cuillère à soupe de foret séché
- 1 cuillère à soupe de jus de citron vert
- l'eau
- ½ tasse de houmous

Les indications:

Placer une grille dans le four préchauffé (200 ° C). Mélangez les pois chiches avec toutes les épices et herbes.
Déposer une fine couche de pois chiches sur la poêle et cuire au four pendant près de 20

minutes. Faites cuire jusqu'à ce que les haricots soient dorés.
Pour préparer la vinaigrette, mélangez tous les ingrédients dans un bol et mixez. Ajoutez de l'eau progressivement pour obtenir une douceur adéquate.
Mélangez toutes les herbes et épices pour faire la salade.
Pour servir, ajoutez des chips de pita et des haricots à la salade et arrosez d'un filet de vinaigrette.

Valeurs nutritionnelles:
- Énergie: 173
- Glucides: 8 g
- Lipides: 6 g
- Protéines: 19 g

Pâtes au pesto aux noix et à la sauge et délicieuse citrouille

Temps de préparation: 15 minutes
Temps de cuisson: 25 minutes
Portions: 6
Ingrédients:
Pour la citrouille rôtie
- 2 courgettes moyennes
- 2 cuillères à soupe d'huile d'olive extra vierge
- Sel au goût
- Poivre noir frais
Pour préparer les pâtes
- 450g de penne bouillie
- 4 cuillères à soupe d'huile d'olive
- Quelques feuilles de sauge fraîches
- ½ tasse de Parmigiana-Reggiano râpé
Pour préparer le pesto de noix et de sauge
- 3 gousses d'ail
- 6 feuilles de persil et 7-8 feuilles de sauge
- Poivre noir frais
- Sel au goût
- ½ tasse d'huile de noix

- ¾ Coupe de noix

Les indications:

Préchauffer le four à 240 ° C. Faire bouillir les pâtes dans une grande casserole.
Placez les tranches de citrouille sur la plaque à pâtisserie et saupoudrez de sel et de poivre.
Cuire au four pendant près de 20 minutes.
Préparez le pesto de noix et de sauge en mélangeant les noix, les feuilles de sauge et le persil, le sel, le poivre et les gousses d'ail et mélangez.
Ajouter progressivement l'huile de noix au mixeur et faire une sauce onctueuse.
Tapisser la citrouille rôtie sur une assiette avec un peu de penne bouillie et de sauce aux noix.

Valeurs nutritionnelles:

- Énergie: 325
- Glucides: 52 g
- Lipides: 11 g
- Protéine: 9 g

Omelette feta et épinards

Temps de préparation: 15 minutes
Temps de cuisson: 10 minutes
Portions: 4
Ingrédients:

- ½ petit oignon brun
- 250 g de pousses d'épinards
- ½ tasse de fromage feta
- 1 cuillère à soupe de pâte d'ail
- 4 œufs battus

Mélange d'assaisonnement

- Sel et poivre au goût
- 1 cuillère à soupe d'huile d'olive

Les indications:

Ajouter l'oignon finement haché dans l'huile et cuire à feu moyen.

Ajouter les épinards aux oignons brun clair et mélanger pendant 2 min.
Dans les œufs, ajoutez le mélange d'épinards et d'oignons froids.
Ajoutez maintenant la pâte d'ail, le sel et le poivre et mélangez le mélange.
Faites cuire ce mélange à feu doux et mélangez doucement les œufs.
Ajouter le fromage feta aux œufs et placer la casserole sous le gril préchauffé.
Faites cuire pendant près de 2 à 3 minutes jusqu'à ce que l'omelette soit bien dorée.
Servez cette omelette feta chaude ou froide.

Valeurs nutritionnelles:

- Énergie: 210
- Glucides: 5 g
- Lipides: 14 g
- Protéines: 21 g

Curry de noix de coco verte avec riz bouilli

Temps de préparation: 15 minutes
Temps de cuisson: 20 minutes
Portions: 8
Ingrédients:

- 2 cuillères à soupe d'huile d'olive
- 350g de tofu
- 2 patates douces moyennes (coupées en dés)
- Sel au goût
- 300g de lait de coco
- 4 cuillères à soupe de pâte de curry vert
- 3 tasses de fleurons de brocoli

Les indications:

Retirez l'excès d'eau du tofu et faites-le frire à feu moyen. Ajouter le sel et faire revenir 12 minutes.

Cuire le lait de coco, la pâte de curry vert et la patate douce à feu moyen et laisser mijoter 5 minutes.

Ajoutez maintenant le brocoli et le tofu et faites cuire pendant près de 5 minutes jusqu'à ce que la couleur du brocoli change.

Servez cette noix de coco et curry vert avec une poignée de riz bouilli et beaucoup de raisins secs sur le dessus.

Valeurs nutritionnelles:

- Calories: 170
- Glucides: 34 g
- Lipides: 2 g
- Protéine: 3 g

Salade de poulet avec une touche chinoise

Temps de préparation: 15 minutes
Temps de cuisson: 25 minutes
Portions: 3
Ingrédients:

- 1 oignon vert moyen (tranché finement)
- 2 poitrines de poulet désossées
- 2 cuillères à soupe de sauce soja
- ¼ cuillère à café de poivre blanc
- 1 cuillère à soupe d'huile de sésame
- 4 tasses de laitue romaine (hachée)
- 1 tasse de chou (haché)
- ¼ tasse de carottes en petits cubes
- ¼ tasse d'amandes tranchées finement
- ¼ tasse de nouilles (pour servir seulement)

Pour faire des condiments chinois:

- 1 gousse d'ail émincée
- 1 cuillère à café de sauce soja
- 1 cuillère à soupe d'huile de sésame
- 2 cuillères à soupe de vinaigre de riz
- 1 cuillère à soupe de sucre

Les indications:

Préparez la vinaigrette chinoise en battant tous les ingrédients dans un bol.

Dans un bol, faites mariner les poitrines de poulet avec l'ail, l'huile d'olive, la sauce soya et le poivre blanc pendant 20 minutes.

Placer la casserole dans le four préchauffé (225 ° C).

Placer les poitrines de poulet dans la poêle et cuire près de 20 minutes.

Pour faire la salade, mélanger la laitue romaine, le chou, les carottes et l'oignon nouveau.

Pour servir, déposez un morceau de poulet dans une assiette et sur la salade. Versez un peu de vinaigrette dessus avec les nouilles.

Valeurs nutritionnelles:

- Calories: 130
- Glucides: 10 g
- Lipides: 6 g
- Protéine: 10 g

Soupe de lentilles aux épices

Temps de préparation: 15 minutes
Temps de cuisson: 25 minutes
Portions: 5
Ingrédients:

- 1 tasse d'oignon jaune (coupé en dés)
- 1 tasse de carotte (coupée en dés)
- 1 tasse de navet
- 2 cuillères à soupe d'huile d'olive extra vierge
- 2 cuillères à soupe de vinaigre balsamique
- 4 tasses de pousses d'épinards
- 2 tasses de lentilles brunes
- ¼ tasse de persil frais

Les indications:

Préchauffez l'autocuiseur à feu moyen et ajoutez l'huile d'olive et les légumes.

Après 5 minutes, ajoutez le bouillon, les lentilles et le sel dans la casserole et laissez mijoter pendant 15 minutes.

Retirez le couvercle et ajoutez les épinards et le vinaigre.

Remuez la soupe pendant 5 minutes et éteignez le feu.

Garnir de persil frais.

Valeurs nutritionnelles:

- Calories: 96
- Glucides: 16 g
- Lipides: 1 g
- Protéine: 4 g

Patates douces au four avec sauce tahini rouge

Temps de préparation: 15 minutes

Temps de cuisson: 30 minutes

Portions: 4

Ingrédients:

- 425 g de pois chiches en conserve
- 4 patates douces de taille moyenne
- ½ cuillère à soupe d'huile d'olive
- 1 pincée de sel
- 1 cuillère à soupe de jus de citron vert
- 1/2 cuillère à soupe de cumin, coriandre et paprika en poudre

Pour la sauce aux herbes aromatiques

- ¼ tasse de sauce tahini
- ½ cuillère à soupe de jus de citron vert
- 3 gousses d'ail
- Sel au goût

Les indications:

Préchauffer le four à 200 ° C. Mélanger les pois chiches avec le sel, les épices et l'huile d'olive. Disposez-les sur du papier aluminium.

Badigeonner les fines tranches de patates douces d'huile et les déposer sur les haricots marinés et cuire au four.

Pour la sauce, mélangez toutes les attaches dans un bol. Ajoutez de l'eau, mais gardez-la épaisse.

Retirez les patates douces du four après 25 minutes.

Garnissez cette salade de pois chiches de patates douces cuites au four avec une sauce épicée à l'ail.

Valeurs nutritionnelles:

- Calories: 90
- Glucides: 20 g
- Lipides: 0 g
- Protéine: 2 g

Cuire le dessus de poulet avec les olives, les tomates et le basilic

Temps de préparation: 15 minutes

Temps de cuisson: 45 minutes

Portions: 4

Ingrédients:

- 8 cuisses de poulet
- Tomates cerises italiennes
- 1 cuillère à soupe de poivre noir et sel
- 1 cuillère à soupe d'huile d'olive
- 15 feuilles de basilic (grandes)
- Petites olives noires
- 1-2 flocons de piment rouge frais

Les indications:

Faites mariner les morceaux de poulet avec toutes les épices et l'huile d'olive et laissez reposer quelques instants.

Fouettez les morceaux de poulet dans une poêle à rebord avec l'ajout de tomates, de feuilles de basilic, d'olives et de flocons de piment.

Faites cuire ce poulet dans un four préchauffé (220 ° C) pendant 40 minutes.

Cuire jusqu'à ce que le poulet soit tendre, que les tomates, le basilic et les olives soient bien cuits.

Garnir de persil frais et de zeste de citron.

Valeurs nutritionnelles:

* Calories: 304
* Glucides: 18 g
* Lipides: 7 g
* Protéines: 41 g

Soupe de patates douces et poulet aux lentilles

Temps de préparation: 15 minutes
Temps de cuisson: 35 minutes
Portions: 6
Ingrédients:

* 10 branches de céleri
* 1 poulet maison ou rôti à la broche
* 2 patates douces moyennes
* 140g de lentilles françaises
* 2 cuillères à soupe de jus de citron vert frais
* ½ scarole
* 6 gousses d'ail coupées en fines tranches
* ½ tasse d'aneth (finement haché)
* 1 cuillère à soupe de sel casher
* 2 cuillères à soupe d'huile d'olive extra vierge

Les indications:

Ajouter le sel, la carcasse de poulet, les lentilles et les patates douces à 8 onces d'eau et faire bouillir à feu vif.

Faites cuire ces aliments pendant près de 10 à 12 minutes et retirez toute la mousse.

Faites cuire l'ail et le céleri dans l'huile pendant près de 10 minutes jusqu'à ce qu'ils soient tendres et dorés, puis ajoutez le poulet rôti râpé.

Ajouter ce mélange à la soupe scarole et remuer continuellement pendant 5 minutes à feu moyen.

Ajouter le jus de citron et incorporer l'aneth. Servir la soupe chaude de saison avec du sel.

Valeurs nutritionnelles:

* Énergie: 310
* Glucides: 45 g
* Lipides: 11 g
* Protéines: 13 g

Poulet aux haricots blancs et légumes verts d'hiver

Temps de préparation: 15 minutes
Temps de cuisson: 45 minutes
Portions: 8
Ingrédients:

* 4 gousses d'ail
* 1 cuillère à soupe d'huile d'olive
* 3 panais moyens
* 1kg de petits cubes de poulet
* 1 cuillère à café de poudre de cumin
* 2 pertes et 1 partie verte
* 2 carottes (coupées en dés)
* 1 ¼ de haricots blancs (trempés pour la nuit)
* ½ cuillère à café d'origan séché
* 2 cuillères à café de sel casher
* Feuilles de coriandre
* 1 1/2 cuillère à soupe de piments ancho moulus

Les indications:

Faites cuire l'ail, les poireaux, le poulet et l'huile d'olive dans une grande casserole à feu moyen pendant 5 minutes.

Ajoutez maintenant les carottes et les panais et, après avoir mélangé pendant 2 minutes, ajoutez tous les ingrédients de la vinaigrette. Remuez jusqu'à ce que l'odeur commence à en sortir.

Ajoutez maintenant les haricots et 5 tasses d'eau dans la casserole.
Porter à ébullition et réduire le feu.
Laisser mijoter près de 30 minutes et garnir de persil et de feuilles de coriandre.

Valeurs nutritionnelles:

- Énergie: 263
- Glucides: 24 g
- Lipides: 7 g
- Protéines: 26 g

Crevettes à l'ail et chou-fleur râpé

Temps de préparation: 15 minutes
Temps de cuisson: 15 minutes
Portions: 2
Ingrédients:
Pour préparer les crevettes

- 450g de crevettes
- 2-3 cuillères à soupe d'assaisonnement cajun
- sel
- 1 cuillère à soupe de beurre / ghee

Pour préparer la semoule de chou-fleur

- 2 cuillères à soupe de beurre clarifié
- 340g de chou-fleur
- 1 gousse d'ail
- Sel au goût

Les indications:

Faire bouillir le chou-fleur et l'ail dans 225 g d'eau à feu moyen jusqu'à ce qu'ils soient tendres.
Mélangez le chou-fleur tendre au robot culinaire avec le beurre clarifié. Ajoutez progressivement l'eau bouillante pour obtenir la bonne consistance.
Saupoudrer 2 cuillères à soupe de vinaigrette cajun sur les crevettes et faire mariner.
Dans une grande poêle, prenez 3 cuillères à soupe de beurre clarifié et faites cuire les crevettes à feu moyen.

Placez une grande cuillerée de semoule de chou-fleur dans le bol et ajoutez les crevettes frites.

Valeurs nutritionnelles:

- Calories: 107
- Glucides: 1 g
- Lipides: 3 g
- Protéine: 20 g

Spaghetti à l'ail et à la citrouille

Temps de préparation: 15 minutes
Temps de cuisson: 15 minutes
Portions: 4
Ingrédients:
Pour préparer la sauce

- ¼ tasse de lait de coco
- 6 grosses dates
- 2/3 g de noix de coco râpée
- 6 gousses d'ail
- 2 cuillères à soupe de pâte de gingembre
- 2 cuillères à soupe de pâte de curry rouge

Pour préparer les nouilles

- 1 grosses nouilles à la citrouille bouillantes
- ½ carottes coupées en julienne
- ½ courgette coupée en julienne
- 1 petit poivron rouge
- ¼ tasse de noix de cajou

Les indications:

Pour faire la sauce, mélangez tous les ingrédients et faites une purée épaisse.
Coupez les spaghettis dans le sens de la longueur et faites les nouilles.
Badigeonner légèrement la poêle d'huile d'olive et cuire les nouilles à la citrouille à 40 ° C pendant 5 à 6 minutes.

Pour servir, mélanger les nouilles et la purée dans un bol. Ou servez la purée avec les nouilles.

Valeurs nutritionnelles:
*   Calories: 405
*   Glucides: 107 g
*   Lipides: 28 g
*   Protéine: 7 g

Flan de poulet à l'ail avec basilic et tomates

Temps de préparation: 15 minutes
Temps de cuisson: 30 minutes
Portions: 4
Ingrédients:
*   ½ oignon jaune moyen
*   2 cuillères à soupe d'huile d'olive
*   3 gousses d'ail émincées
*   1 tasse de basilic (haché légèrement)
*   450g de poitrine de poulet désossée
*   400g onces de tomates italiennes hachées
*   Sel et poivre
*   4 courgettes moyennes (enroulées en nouilles)
*   1 cuillère à soupe de poivron rouge haché
*   2 cuillères à soupe d'huile d'olive

Les indications:
Écrasez les morceaux de poulet dans une poêle pour une cuisson rapide. Saupoudrez les morceaux de poulet de sel, de poivre et d'huile et faites mariner les deux côtés du poulet de manière égale.
Faites frire les morceaux de poulet dans une grande poêle chaude pendant 2-3 minutes de chaque côté.
Faites frire l'oignon dans la même poêle jusqu'à ce qu'il devienne brun. Ajouter les tomates, les feuilles de basilic et l'ail.

Faire bouillir pendant 3 minutes et ajouter toutes les épices et le poulet dans la poêle. Servez-le dans l'assiette avec de savoureux zoodles.

Valeurs nutritionnelles:
*   Calories: 44
*   Glucides: 7 g
*   Lipides: 0 g
*   Protéine: 2 g

Truite fumée enrobée de laitue

Temps de préparation: 15 minutes
Temps de cuisson: 45 minutes
Portions: 4
Ingrédients:
*   ¼ tasse de pommes de terre salées
*   1 tasse de tomates cerises
*   ½ tasse de feuilles de basilic
*   16 feuilles de laitue de taille petite à moyenne
*   1/3 tasse de poivron asiatique
*   2 carottes
*   1/3 tasse d'échalotes (tranchées finement)
*   1/4 tasse de piments jalapenos tranchés finement
*   1 cuillère à soupe de sucre
*   150g de truite fumée sans peau
*   2 cuillères à soupe de jus de citron vert frais
*   1 concombre

Les indications:
Coupez les carottes et le concombre en fines lanières.
Faites mariner ces légumes pendant 20 minutes avec le sucre, la sauce de poisson, le jus de lime, les oignons verts et le jalapeño. Ajouter les morceaux de truite et autres herbes à ce mélange de légumes et mélanger.

Filtrer l'eau du mélange de légumes et de truite et remuer à nouveau pour mélanger. Déposer les feuilles de laitue sur une assiette et transférer la salade de truite dessus. Garnissez cette salade d'arachides et de sauce chili.

Valeurs nutritionnelles:

- Calories: 180
- Glucides: 0 g
- Lipides: 12 g
- Protéine: 18 g

Saumon en croûte aux noix et romarin

Temps de préparation: 15 minutes
Temps de cuisson: 20 minutes
Portions: 6
Ingrédients:

- 1 Hachez la gousse d'ail
- 1 cuillère à soupe de moutarde de Dijon
- ¼ cuillère à soupe de zeste de citron
- 1 cuillère à soupe de jus de citron
- 1 cuillère à soupe de romarin frais
- 1/2 cuillère à soupe de miel
- Huile d'olive
- Persil frais
- 3 cuillères à soupe de noix hachées
- 450g de saumon sans peau
- 1 cuillère à soupe de poivron rouge frais haché
- Sel et poivre
- Quartiers de citron pour la garniture
- 3 cuillères à soupe de chapelure Panko
- 1 cuillère à soupe d'huile d'olive extra vierge

Les indications:

Placez la casserole au four et préchauffez-la à 240 ° C.

Dans un bol, mélanger la pâte de moutarde, l'ail, le sel, l'huile d'olive, le miel, le jus de citron, le piment haché, le romarin, le miel de pus.

Mélangez le panko, les noix et l'huile et étalez une fine tranche de poisson sur la plaque à pâtisserie. Vaporisez l'huile d'olive uniformément des deux côtés du poisson. Déposer le mélange de noix sur le saumon avec le mélange de moutarde sur le dessus. Faites cuire le saumon pendant près de 12 minutes. Garnir de persil frais et de quartiers de citron et servir chaud.

Valeurs nutritionnelles:

- Énergie: 227
- Glucides: 0 g
- Lipides: 12 g
- Protéines: 29 g

CHAPITRE 11

Dîner

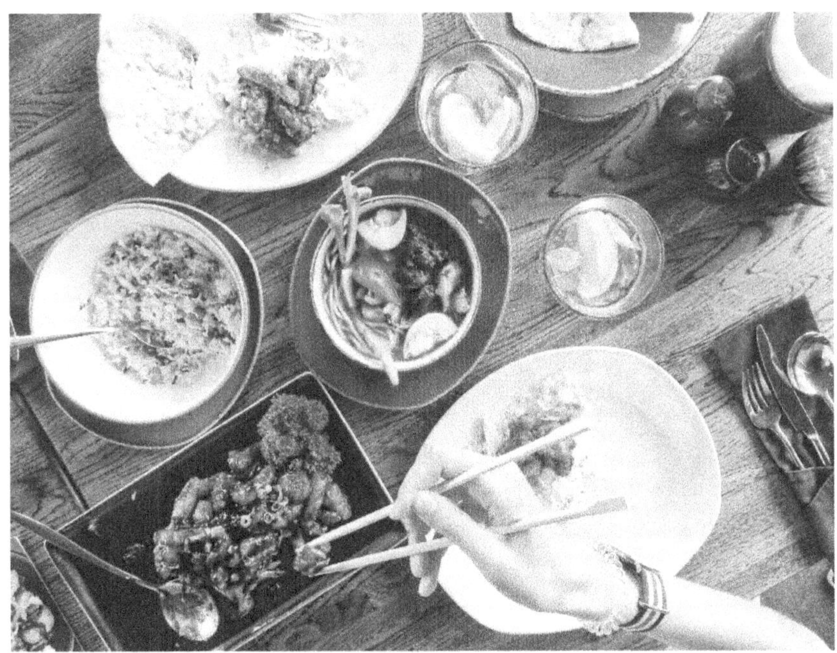

Légumes rôtis avec patates douces et haricots blancs

Temps de préparation: 15 minutes
Temps de cuisson: 25 minutes
Portions: 4
Ingrédients:
*   2 petites patates douces, coupées en dés
*   ½ oignon rouge, coupé en cubes de ¼ de pouce
*   1 carotte moyenne, pelée et tranchée finement
*   115g de haricots verts, pelés
*   ¼ tasse d'huile d'olive extra vierge
*   1 cuillère à café de sel
*   ¼ cuillère à café de poivre noir fraîchement moulu
*   450g de haricots blancs, égouttés et rincés

- 1 cuillère à soupe de zeste de citron haché ou râpé
- 1 cuillère à soupe d'aneth frais haché

Les indications:

Préchauffer le four à 200 ° C.

Mélanger les patates douces, l'oignon, la carotte, les haricots verts, l'huile, le sel et le poivre sur une grande plaque à pâtisserie à rebords et bien mélanger. Disposer en une seule couche.

Cuire jusqu'à ce que les légumes soient tendres, 20 à 25 minutes.

Ajouter les haricots blancs, le zeste de citron et l'aneth, bien mélanger et servir.

Valeurs nutritionnelles:

- Énergie: 315
- Matières grasses totales: 13 g
- Glucides totaux: 42 g
- Sucre: 5 g
- Fibre: 13g
- Protéine: 10 g
- Sodium: 632 mg

Tofu Rôti Et Verts

Temps de préparation: 10 minutes
Temps de cuisson: 20 minutes
Portions: 4
Ingrédients:

- 3 tasses de pousses d'épinards ou de chou frisé
- 1 cuillère à soupe d'huile de sésame
- 1 cuillère à soupe de gingembre, haché
- 1 gousse d'ail émincée
- 450g de tofu compact, coupé en cubes de 2,5 cm
- 1 cuillère à soupe de tamari ou de sauce soja sans gluten
- ¼ cuillère à café de flocons de piment rouge (facultatif)

- 1 cuillère à café de vinaigre de riz
- 2 échalotes, tranchées finement

Les indications:

Préchauffer le four à 200 ° C.

Mélanger les épinards, l'huile, le gingembre et l'ail sur une grande plaque à pâtisserie à rebords.

Cuire jusqu'à ce que les épinards soient fanés, 3 à 5 minutes.

Ajouter le tofu, le tamari et le piment (si utilisé) et bien mélanger.

Cuire jusqu'à ce que le tofu commence à dorer, 10 à 15 minutes.

Garnir de vinaigre et d'échalote et servir.

Valeurs nutritionnelles:

- Calories: 121
- Matières grasses totales: 8 g
- Glucides totaux: 4 g
- Sucre: 1 g
- Fibre: 2g
- Protéine: 10 g
- Sodium: 258 mg

Tofu et légumes d'été assaisonnés en Italie

Temps de préparation: 10 minutes
Temps de cuisson: 20 minutes
Portions: 4
Ingrédients:

- 2 grosses courgettes, coupées en tranches de 0,5 à 1 cm
- 2 grosses courges d'été, coupées en tranches de 0,5 à 1 cm
- 1 livre de tofu compact, coupé en cubes de 2,5 cm
- 1 tasse de bouillon de légumes ou d'eau
- 3 cuillères à soupe d'huile d'olive extra vierge
- 2 gousses d'ail, tranchées

* 1 cuillère à café de sel
* 1 cuillère à café d'un mélange d'herbes aromatiques italiennes
* ¼ cuillère à café de poivre noir fraîchement moulu
* 1 cuillère à soupe de basilic frais coupé en fines tranches

Les indications:
Préchauffer le four à 200 ° C.
Mélanger les courgettes, la courge, le tofu, le bouillon, l'huile, l'ail, le sel, le mélange d'assaisonnement aux herbes italiennes et le poivre sur une grande plaque à pâtisserie et bien mélanger.
Rôtir dans les 20 minutes.
Saupoudrer de basilic et servir.

Valeurs nutritionnelles:
* Énergie: 213
* Matières grasses totales: 16 g
* Glucides totaux: 9 g
* Sucre: 4 g
* Fibre: 3g
* Protéines: 13 g
* Sodium: 806 mg

Brocoli épicé, chou-fleur et tofu à l'oignon rouge

Temps de préparation: 10 minutes
Temps de cuisson: 25 minutes
Portions: 2
Ingrédients:
* 2 tasses de fleurs de brocoli
* 2 tasses de fleurons de chou-fleur
* 1 oignon rouge moyen, coupé en dés
* 3 cuillères à soupe d'huile d'olive extra vierge
* 1 cuillère à café de sel
* ¼ cuillère à café de poivre noir fraîchement moulu

* 450g de tofu compact, coupé en cubes de 2,5 cm
* 1 gousse d'ail émincée
* 1 morceau (0,5-1 cm) de gingembre frais, haché

Les indications:
Préchauffer le four à 200 ° C.
Mélanger le brocoli, le chou-fleur, l'oignon, l'huile, le sel et le poivre sur une grande plaque à pâtisserie à rebords et bien mélanger.
Rôtir jusqu'à ce que les légumes soient ramollis, 10 à 15 minutes.
Ajoutez le tofu, l'ail et le gingembre. Rôtir dans les 10 minutes.
Mélangez doucement les ingrédients sur la poêle pour combiner le tofu avec les légumes et servez.

Valeurs nutritionnelles:
* Énergie: 210
* Matières grasses totales: 15 g
* Glucides totaux: 11 g
* Sucre: 4 g
* Fibre: 4g
* Protéine: 12 g
* Sodium: 626 mg

Tempeh et légumes-racines cuits au four

Temps de préparation: 10 minutes
Temps de cuisson: 30 minutes
Portions: 4
Ingrédients:
* 1 cuillère à soupe d'huile d'olive extra vierge
* 1 grosse patate douce, coupée en dés
* 2 carottes, tranchées finement
* 1 fenouil, pelé et coupé en cubes de 0,5 à 1 cm

- 2 cuillères à café de gingembre frais haché
- 1 gousse d'ail émincée
- 340g de tempeh, coupé en cubes de 1 cm
- ½ tasse de bouillon de légumes
- 1 cuillère à soupe de tamari ou de sauce soja sans gluten
- 2 échalotes, tranchées finement

Les indications:

Préchauffer le four à 200 ° C. Graisser une plaque à pâtisserie avec de l'huile.

Disposer la patate douce, les carottes, le fenouil, le gingembre et l'ail en une seule couche sur la plaque à pâtisserie.

Cuire jusqu'à ce que les légumes soient ramollis, environ 15 minutes.

Ajouter le tempeh, le bouillon et le tamari.

Cuire à nouveau jusqu'à ce que le tempeh soit chaud et légèrement doré pendant 10 à 15 minutes.

Ajouter l'échalote, bien mélanger et servir.

Valeurs nutritionnelles:

- Énergie: 276
- Matières grasses totales: 13 g
- Glucides totaux: 26 g
- Sucre: 5 g
- Fibre: 4g
- Protéines: 19 g
- Sodium: 397 mg

Légumes au poulet et à l'ail

Temps de préparation: 10 minutes
Temps de cuisson: 45 minutes
Portions: 4
Ingrédients:
- 2 cuillères à café d'huile d'olive extra vierge
- 1 poireau, partie blanche seulement, tranché finement
- 2 grosses courgettes, coupées en tranches de 0,5 à 1 cm
- 4 poitrines de poulet avec os et peau
- 3 gousses d'ail émincées
- 1 cuillère à café de sel
- 1 cuillère à café d'origan séché
- ¼ cuillère à café de poivre noir fraîchement moulu
- ½ verre de vin blanc
- Jus de 1 citron

Les indications:

Préchauffer le four à 200 ° C. Graisser la poêle avec de l'huile.

Déposer les poireaux et les courgettes sur la plaque à pâtisserie.

Placez le poulet côté peau vers le haut et saupoudrez d'ail, de sel, d'origan et de poivre. Ajoutez le vin.

Rôtir dans les 35 à 40 minutes. Retirer et laisser reposer 5 minutes.

Ajouter le jus de citron et servir.

Valeurs nutritionnelles:

- Énergie: 315
- Matières grasses totales: 8 g
- Glucides totaux: 12 g
- Sucre: 4 g
- Fibre: 2g
- Protéines: 44 g
- Sodium: 685 mg

Patates douces épicées au curcuma, pomme et oignon au poulet

Temps de préparation: 15 minutes
Temps de cuisson: 45 minutes
Portions: 4
Ingrédients:
- 2 cuillères à soupe de beurre non salé, à température ambiante

- 2 patates douces moyennes
- 1 grosse pomme Granny Smith
- 1 oignon moyen, tranché finement
- 4 poitrines de poulet avec os et peau
- 1 cuillère à café de sel
- 1 cuillère à café de curcuma
- 1 cuillère à café de sauge séchée
- ¼ cuillère à café de poivre noir fraîchement moulu
- 1 tasse de cidre de pomme, de vin blanc ou de bouillon de poulet

Les indications:

Préchauffer le four à 200 ° C. Graisser la poêle avec du beurre.

Disposer les patates douces, la pomme et l'oignon en une seule couche sur la plaque à pâtisserie.

Placer le poulet côté peau vers le haut et assaisonner avec du sel, du curcuma, de la sauge et du poivre. Ajoutez le cidre.

Rôtir dans les 35 à 40 minutes. Retirer, laisser reposer 5 minutes et servir.

Valeurs nutritionnelles:

- Énergie: 386
- Matières grasses totales: 12 g
- Glucides totaux: 26 g
- Sucre: 10 g
- Fibre: 4g
- Protéines: 44 g
- Sodium: 932 mg

Cuisses de poulet au miel aux carottes

Temps de préparation: 10 minutes
Temps de cuisson: 50 minutes
Portions: 4
Ingrédients:
- 2 cuillères à soupe de beurre non salé, à température ambiante

- 3 grosses carottes, tranchées finement
- 2 gousses d'ail émincées
- 4 cuisses de poulet avec os et peau
- 1 cuillère à café de sel
- ½ cuillère à café de romarin séché
- ¼ cuillère à café de poivre noir fraîchement moulu
- 2 cuillères à soupe de miel
- 1 tasse de bouillon de poulet ou de bouillon de légumes
- Quartiers de citron, pour servir

Les indications:

Préchauffer le four à 200 ° C. Graisser la poêle avec du beurre.

Disposer les carottes et l'ail en une seule couche sur la plaque à pâtisserie.

Placer le poulet, peau vers le haut, sur les légumes et assaisonner avec du sel, du romarin et du poivre.

Mettez le miel dessus et ajoutez le bouillon.

Rôtir dans les 40 à 45 minutes. Retirer, puis laisser reposer 5 minutes et servir avec des quartiers de citron.

Valeurs nutritionnelles:

- Énergie: 428
- Matières grasses totales: 28 g
- Glucides totaux: 15 g
- Sucre: 11 g
- Fibre: 2g
- Protéine: 30 g
- Sodium: 732 mg

Poulet au sésame-tamari cuit au four avec haricots verts

Temps de préparation: 10 minutes
Temps de cuisson: 45 minutes
Portions: 4
Ingrédients:
- 450g de haricots verts, tranchés

- 4 poitrines de poulet avec os et peau
- 2 cuillères à soupe de miel
- 1 cuillère à soupe d'huile de sésame
- 1 cuillère à soupe de tamari ou de sauce soja sans gluten
- 1 tasse de bouillon de poulet ou de légumes

Les indications:

Préchauffer le four à 200 ° C.

Disposer les haricots verts sur une grande plaque à pâtisserie à rebords.

Placez le poulet, côté peau vers le haut, sur les haricots.

Assaisonner avec du miel, de l'huile et du tamari. Ajoutez le bouillon.

Rôtir dans les 35 à 40 minutes. Retirer, laisser reposer 5 minutes et servir.

Valeurs nutritionnelles:

- Énergie: 378
- Matières grasses totales: 10 g
- Glucides totaux: 19 g
- Sucre: 10 g
- Fibre: 4g
- Protéines: 54 g
- Sodium: 336 mg

Pan de poitrine de dinde aux légumes dorés

Temps de préparation: 15 minutes

Temps de cuisson: 45 minutes

Portions: 4

Ingrédients:

- 2 cuillères à soupe de beurre non salé, à température ambiante
- 1 courge poivrée moyenne, sans pépins et tranchée finement
- 2 grosses betteraves dorées, pelées et tranchées finement
- ½ oignon jaune moyen, tranché finement

- ½ poitrine de dinde désossée et sans peau (0,5 à 1 kg)
- 2 cuillères à soupe de miel
- 1 cuillère à café de sel
- 1 cuillère à café de curcuma
- ¼ cuillère à café de poivre noir fraîchement moulu
- 1 tasse de bouillon de poulet ou de bouillon de légumes

Les indications:

Préchauffer le four à 200 ° C. Graisser la poêle avec du beurre.

Disposer la courge, les betteraves et l'oignon en une seule couche sur la plaque à pâtisserie. Placez la peau de dinde vers le haut. Assaisonnez avec du miel. Assaisonner de sel, de curcuma et de poivre et ajouter le bouillon.

Rôtir jusqu'à ce que la dinde enregistre 72 ° C au centre avec un thermomètre à lecture instantanée, 35 à 45 minutes. Retirer et laisser reposer 5 minutes.

Trancher et servir.

Valeurs nutritionnelles:

- Énergie: 383
- Matières grasses totales: 15 g
- Glucides totaux: 25 g
- Sucre: 13 g
- Fibre: 3g
- Protéines: 37 g
- Sodium: 748 mg

Steak dans une casserole avec choux de Bruxelles et vin rouge

Temps de préparation: 10 minutes

Temps de cuisson: 20 minutes

Portions: 4

Ingrédients:

- 450g de steak de bœuf
- 1 cuillère à café de sel

* ¼ cuillère à café de poivre noir fraîchement moulu
* 1 cuillère à soupe de beurre non salé
* ½ oignon rouge, haché
* 230g de choux de Bruxelles, pelés et coupés en quartiers
* 1 tasse de vin rouge
* Jus de ½ citron

Les indications:

Préchauffez le gril à puissance maximale.
Frottez le steak avec du sel et du poivre sur une grande plaque à pâtisserie à rebords.
Griller jusqu'à ce qu'ils soient dorés, 2 à 3 minutes de chaque côté.
Éteignez et chauffez le four à 200 ° C.
Placez le steak d'un côté de la poêle et ajoutez le beurre, l'oignon, les choux de Bruxelles et le vin de l'autre côté.
Rôtir dans les 8 minutes. Retirer et laisser reposer 5 minutes.
Saupoudrer de jus de citron et servir.

Valeurs nutritionnelles:

* Énergie: 416
* Matières grasses totales: 27 g
* Glucides totaux: 8 g
* Sucre: 2 g
* Fibre: 3g
* Protéines: 22 g
* Sodium: 636 mg

Saumon miso et haricots verts

Temps de préparation: 10 minutes
Temps de cuisson: 25 minutes
Portions: 4
Ingrédients:

* 1 cuillère à soupe d'huile de sésame
* 450g de haricots verts, tranchés
* 450g de filets de saumon sans peau, coupés en 4 steaks
* ¼ tasse de miso blanc
* 2 cuillères à café de tamari ou de sauce soja sans gluten
* 2 échalotes, tranchées finement

Les indications:

Préchauffer le four à 200 ° C. Graisser la poêle avec de l'huile.
Placez les haricots verts, puis le saumon sur les haricots verts et badigeonnez chaque morceau de miso.
Rôtir dans les 20-25 minutes.
Assaisonner avec le tamari, saupoudrer d'échalote et servir.

Valeurs nutritionnelles:

* Énergie: 213
* Matières grasses totales: 7 g
* Glucides totaux: 13 g
* Sucre: 3 g
* Fibre: 5g
* Protéines: 27 g
* Sodium: 989 mg

Tilapia aux asperges et courge poivrée

Temps de préparation: 15 minutes
Temps de cuisson: 30 minutes
Portions: 4
Ingrédients:

* 2 cuillères à soupe d'huile d'olive extra vierge
* 1 courge poivrée moyenne, sans pépins et finement tranchée ou en quartiers
* 450g d'asperges, dépourvues des extrémités ligneuses et coupées en morceaux de 2,5 cm
* 1 grosse échalote, tranchée finement
* 450g de filets de tilapia
* ½ verre de vin blanc
* 1 cuillère à soupe de persil plat frais haché
* 1 cuillère à café de sel

- ¼ cuillère à café de poivre noir fraîchement moulu

Les indications:
Préchauffer le four à 200 ° C. Graisser la poêle avec de l'huile.
Disposer la citrouille, les asperges et l'échalote en une seule couche sur la plaque à pâtisserie. Rôtir en 8 à 10 minutes.
Mettez le tilapia et ajoutez le vin.
Saupoudrer de persil, de sel et de poivre.
Rôtir dans les 15 minutes. Retirer, puis laisser reposer 5 minutes et servir.

Valeurs nutritionnelles:
- Énergie: 246
- Matières grasses totales: 8 g
- Glucides totaux: 17 g
- Sucre: 2 g
- Fibre: 4g
- Protéine: 25 g
- Sodium: 639 mg

Faire cuire des crevettes à la lime avec des courgettes et du maïs
Temps de préparation: 10 minutes
Temps de cuisson: 20 minutes
Portions: 4
Ingrédients:
- 1 cuillère à soupe d'huile d'olive extra vierge
- 2 petites courgettes, coupées en cubes de 1 cm
- 1 tasse de grains de maïs surgelés
- 2 échalotes, tranchées finement
- 1 cuillère à café de sel
- ½ cuillère à café de cumin moulu
- ½ cuillère à café de poudre de piment chipotle
- 450g de crevettes pelées, décongelées si nécessaire

- 1 cuillère à soupe de coriandre fraîche hachée finement
- Zeste et jus de 1 citron vert

Les indications:
Préchauffer le four à 200 ° C. Graisser la poêle avec de l'huile.
Sur la plaque à pâtisserie, mélanger les courgettes, le maïs, l'échalote, le sel, le cumin et le piment en poudre et bien mélanger.
Disposer en une seule couche.
Ajoutez les crevettes sur le dessus. Rôtir dans les 15-20 minutes.
Ajouter la coriandre, le zeste et le jus de lime, mélanger pour combiner et servir.

Valeurs nutritionnelles:
- Énergie: 184
- Matières grasses totales: 5 g
- Glucides totaux: 11 g
- Sucre: 3 g
- Fibre: 2g
- Protéines: 26 g
- Sodium: 846 mg

Broccolini aux amandes
Temps de préparation: 15 minutes
Temps de cuisson: Cinq minutes
Portions: 6
Ingrédients:
- 1 poivron rouge frais, épépiné et haché finement
- 2 bouquets de broccolini, nettoyés
- 1 cuillère à soupe d'huile d'olive extra vierge
- 2 gousses d'ail, tranchées finement
- 1/4 tasse d'amandes naturelles, hachées grossièrement
- 2 cuillères à café de zeste de citron, finement râpé
- 4 anchois à l'huile, hachés
- Un peu de jus de citron frais

•   Une pincée de poivre de Cayenne

Les indications:

Préchauffez de l'huile dans une casserole.
Ajouter 2 cuillères à café de zeste de citron,
les anchois égouttés, le piment finement
haché et les gants tranchés finement. Cuire
environ 30 secondes en remuant
constamment.
Ajouter 1/4 tasse d'amandes hachées
grossièrement et cuire pendant une minute.
Éteignez le feu et ajoutez le jus de citron sur
le dessus.
Placez le panier vapeur sur une casserole
avec de l'eau bouillante. Mettez les broccolini
dans un panier et couvrez-les.
Cuire jusqu'à ce qu'ils soient tendres et
croquants, environ 3-4 minutes. Égoutter
puis transférer dans un plat de service.
Garnir du mélange d'amandes et savourer!

Valeurs nutritionnelles:

•   414 calories
•   6,6 g de matières grasses
•   1,6 g de glucides totaux
•   5,4 g de protéines

Tilapia avec garniture aux pacanes et au romarin

Temps de préparation: 15 minutes
Temps de cuisson: 18 minutes
Portions: 4
Ingrédients:
•   4 filets de tilapia
•   1/3 tasse de pacanes crues, hachées
•   1 blanc d'oeuf
•   1/3 tasse de chapelure panko de
grains entiers
•   1/2 cuillère à café de cassonade
•   1 1/2 cuillère à café d'huile d'olive
•   2 cuillères à café de romarin frais
haché
•   1/8 cuillère à café de sel

Les indications:

Ajouter la cassonade, 1/3 tasse de chapelure,
2 cuillères à café de romarin frais, une pincée
de poivre de Cayenne, 1/8 cuillère à café de
sel et 1/3 tasse de pacanes hachées.
Mélangez tout.
Arroser d'huile et bien mélanger jusqu'à
enrobage - Préchauffer le four à 180 degrés.
Cuire le plat pendant environ 7 à 8 minutes
jusqu'à ce qu'il soit doré. Augmentez la
température à 200 degrés.
Enduire la poêle d'un enduit à cuisson.
Ajouter les blancs d'œufs dans une assiette
creuse et fouetter, puis tremper chaque filet
de poisson dans l'œuf et garnir du mélange
de pacanes.
Transférer les filets enrobés sur une plaque à
pâtisserie préparée, puis le reste du mélange
de pacanes.
Cuire environ 10 minutes ou jusqu'à ce que
le tout soit bien cuit. Sers immédiatement!

Valeurs nutritionnelles:

•   222 calories
•   10,8 g de matières grasses
•   6,7 g de glucides totaux
•   26,8 g de protéines

Truite vapeur aux haricots rouges et sauce chili

Temps de préparation: 15 minutes
Temps de cuisson: 16 minutes
Portions: 1
Ingrédients:
•   100 g de tomates cerises, coupées en
deux
•   1/4 d'avocat, non pelé

- 200 g de filet de truite de mer sans peau
- Feuilles de coriandre pour servir
- 2 cuillères à café d'huile d'olive
- Quartiers de lime, pour servir
- 130g de haricots rouges en conserve, rincés et égouttés
- 1/2 oignon rouge, tranché finement
- 1 cuillère à soupe de jalapenos marinés, égouttés
- 1/2 cuillère à café de cumin moulu
- 4 olives siciliennes / olives vertes

Les indications:

Placez un panier vapeur sur une casserole d'eau bouillante. Ajouter le poisson dans le panier et couvrir, cuire 10 à 12 minutes. Retirez le poisson, puis laissez-le reposer quelques minutes. Pendant ce temps, préchauffez un peu d'huile dans une poêle. Ajouter les jalapenos marinés, les haricots rouges, les olives, 1/2 cuillère à café de cumin et les tomates cerises. Cuire environ 4 à 5 minutes en remuant constamment. Versez la pâte de haricots sur un plat de service, puis la truite. Ajouter la coriandre et l'oignon sur le dessus.

Servir avec des quartiers de lime et d'avocat. Dégustez la truite de mer cuite à la vapeur avec des haricots rouges et de la sauce chili!

Valeurs nutritionnelles:

- 243 calories
- 33,2 g de matières grasses
- 18,8 g de glucides totaux
- 44 g de protéines

Ratatouille

Temps de préparation: 15 minutes
Temps de cuisson: 55 minutes
Portions: 4
Ingrédients:

- 1 oignon rouge, coupé en tranches épaisses
- 5 cuillères à soupe d'huile d'olive
- 2 cuillères à soupe de feuilles de thym
- 2 gousses d'ail écrasées
- 3 tomates, coupées en tranches épaisses
- 2 brins d'origan
- 2 poivrons rouges, côtés tranchés et coupés en deux
- 1 tasse de purée de tomates / sauce tomate
- 2 courgettes moyennes, coupées en tranches épaisses
- 1 petite aubergine, coupée en tranches épaisses
- 2 courges d'été moyennes, coupées en tranches épaisses
- Sel au goût
- Du poivre noir fraîchement moulu, juste assez

Les indications:

Préchauffez le four à 190 degrés.

Placez une plaque à pâtisserie sur une plaque à pâtisserie. Préchauffer un peu d'huile d'olive dans une petite casserole à feu moyen. Faites cuire l'ail pendant une minute, jusqu'à ce qu'il devienne parfumé.

Éteignez le feu et ajoutez 2 brins d'origan. Laissez reposer pendant environ 15 à 20 minutes.

Jetez maintenant l'origan et l'ail. Graisser la poêle avec 2 cuillères à soupe d'huile. Ajouter 4 cuillères à soupe de concentré de tomate dans la casserole et répartir uniformément. Ajoutez maintenant une couche de courgettes, d'aubergines, de tomates, d'oignon et de courge d'été. Répétez le calque.

Badigeonner le dessus avec les restes de purée de tomates. Assaisonner d'huile et saupoudrer de poivre, sel et thym.

Cuire environ 25-30 minutes ou jusqu'à tendreté. Laisser refroidir pendant environ 5 à 10 minutes. Sers immédiatement!

Valeurs nutritionnelles:

- 283 calories
- 18 g de matières grasses
- 30 g de glucides totaux
- 6 g de protéines

Poivrons farcis italiens

Temps de préparation: 15 minutes
Temps de cuisson: 40 minutes
Portions: 6
Ingrédients:

- 1 cuillère à café d'ail en poudre
- 1/2 tasse de mozzarella, hachée
- 450g de boeuf haché maigre
- 1/2 tasse de parmesan
- 3 poivrons, coupés en deux dans le sens de la longueur, dépouillés des tiges, des graines et des côtes
- 1 paquet (300g) d'épinards surgelés
- 2 tasses de sauce marinara
- 1/2 cuillère à café de sel
- 1 cuillère à café de vinaigrette italienne

Les indications:

Enduire une plaque à pâtisserie recouverte d'aluminium d'un spray antiadhésif. Mettez les poivrons sur la poêle.

Ajouter la dinde dans une poêle antiadhésive et cuire à feu moyen jusqu'à ce qu'elle ne soit plus rose.

Lorsqu'il est presque cuit, ajoutez 2 tasses de sauce marinara et les assaisonnements - Faites cuire pendant environ 8 à 10 minutes.

Ajouter les épinards avec 1/2 tasse de parmesan. Remuez jusqu'à ce que vous obteniez un mélange homogène.

Ajouter une demi-tasse du mélange de viande à chaque poivron et répartir le fromage entre tous - Préchauffer le four à 230 ° C.

Faites cuire les poivrons pendant environ 25-30 minutes. Réfrigérez et servez.

Valeurs nutritionnelles:

- 150 calories
- 2 g de matières grasses
- 11 g de glucides totaux
- 20 g de protéines

Saumon et courgettes aux herbes citronnées

Temps de préparation: 15 minutes
Temps de cuisson: 20 minutes
Portions: 4
Ingrédients:

- 4 courgettes, hachées
- 2 cuillères à soupe d'huile d'olive
- Sel au goût
- Du poivre noir fraîchement moulu, juste assez

Pour le saumon:

- 4 filets de saumon
- 1/2 cuillère à café d'origan séché
- 2 cuillères à soupe de feuilles de persil frais hachées
- 2 cuillères à soupe de cassonade, emballée
- 2 cuillères à soupe de jus de citron fraîchement pressé
- Du sel casher, juste assez
- Du poivre noir fraîchement moulu, juste assez
- 1 cuillère à soupe de moutarde de Dijon
- 1/4 cuillère à café de romarin séché

- 2 gousses d'ail émincées
- 1/4 cuillère à café de thym séché
- 1/2 cuillère à café d'aneth séché

Les indications:

Enduire la poêle d'un spray antiadhésif.
Préchauffer le four à 200 ° C.
Ajouter l'ail, 1/2 cuillère à café d'aneth séché,
1 cuillère à soupe de moutarde de Dijon, 1/2
cuillère à café d'origan séché, 2 cuillères à
soupe de cassonade, le jus de citron, 2
pincées de thym et de romarin dans un bol.
Bien battre et assaisonner de poivre et de sel
au goût. Gardez-le de côté.
Étalez les courgettes sur une plaque à
pâtisserie tapissée. Assaisonner d'huile et
saupoudrer de poivre et de sel. Maintenant,
disposez le saumon uniformément sur le
dessus et badigeonnez-le d'un mélange
d'herbes.
Cuire au four dans les 18 minutes. Garnissez
le saumon et les courgettes d'herbes
aromatiques avec du persil et servez aussitôt!

Valeurs nutritionnelles:

- 330 calories
- 16,7 g de matières grasses
- 14,7 g de glucides totaux
- 31 g de protéines

Burger aux haricots noirs à la patate douce

Temps de préparation: 15 minutes
Temps de cuisson: 10 minutes
Portions: 6
Ingrédients:
- 1/2 piment jalapeno, épépiné et
coupé en dés
- 1/2 tasse de quinoa
- 6 petits pains à hamburger complets
- 1 boîte de haricots noirs, rincés et
égouttés

- Huile d'olive / huile de coco, pour la
cuisson
- 1 patate douce
- 1/2 tasse d'oignon rouge, coupé en
dés
- 4 cuillères à soupe de flocons
d'avoine sans gluten
- 2 gousses d'ail émincées
- 2 cuillères à café de vinaigrette cajun
épicée
- 1/2 tasse de coriandre hachée
- 1 cuillère à café de cumin
- Choux
- Sel au goût
- Du poivre, juste assez
Pour la crème:
- 2 cuillères à soupe de coriandre
hachée
- 1/2 avocat mûr, coupé en dés
- 4 cuillères à soupe de crème sure
faible en gras / yogourt grec naturel
- 1 cuillère à café de jus de citron vert

Les indications:

Rincez le quinoa sous l'eau courante froide.
Mettez une tasse d'eau dans une casserole et
faites-la chauffer. Ajouter le quinoa et porter
à ébullition.
Couvrir, puis cuire à feu doux jusqu'à ce que
toute l'eau soit absorbée, environ 15 minutes.
Éteignez le feu et gonflez le quinoa avec une
fourchette. Transférez ensuite le quinoa dans
un bol et laissez-le refroidir pendant 5 à 10
minutes.
Piquer les pommes de terre avec une
fourchette, puis au micro-ondes pendant
quelques minutes, jusqu'à ce qu'elles soient
complètement cuites et tendres. Une fois
cuite, épluchez la pomme de terre et laissez-
la refroidir.
Ajouter la pomme de terre cuite au robot
culinaire avec 1 boîte de haricots noirs, ½

tasse de coriandre hachée, 2 cuillères à café d'assaisonnement cajun, ½ tasse d'oignon en dés, 1 cuillère à café de cumin et 2 gousses d'ail hachées. Mélangez jusqu'à obtenir un mélange homogène. Transférez-le dans un bol et ajoutez le quinoa cuit.

Ajouter les flocons d'avoine / son d'avoine. Bien mélanger et former 6 boulettes de viande. Placer les boulettes de viande sur une plaque à pâtisserie et réfrigérer environ une demi-heure.

Ajoutez tous les ingrédients Crema dans un robot culinaire. Mélanger jusqu'à consistance lisse. Assaisonner de sel au goût et réfrigérer. Graisser une poêle avec de l'huile et la chauffer à feu moyen. Cuire chaque côté des boulettes de viande jusqu'à ce qu'elles soient dorées, seulement pendant 3-4 minutes. Servir avec de la crème, des pousses, des petits pains et avec l'une de vos garnitures préférées.

Valeurs nutritionnelles:

- 206 calories
- 6 g de matières grasses
- 33,9 g de glucides totaux
- 7,9 g de protéines

Poivrons farcis à la dinde et au quinoa

Temps de préparation: 15 minutes
Temps de cuisson: 45 minutes
Portions: 4
Ingrédients:

- 1 tasse d'épinards frais, hachés
- 1 tasse de quinoa, cuit
- 3 gros poivrons jaunes, tiges et épépinés, coupés en deux
- 1 tasse de bouillon de poulet
- 650g de dinde hachée extra maigre
- 1 tasse (500g une boîte) de sauce tomate
- 1 tasse de champignons, coupés en dés
- 2 cuillères à café d'ail émincé
- 1/4 tasse d'oignon doux, coupé en dés

Les indications:

Préchauffez de l'huile dans une casserole et ajoutez les légumes. Faire sauter environ 5 minutes, puis ajouter 2 cuillères à café d'ail émincé avec la dinde hachée. Cuire jusqu'à ce que la viande soit complètement cuite.

Ajouter 1 tasse de bouillon de poulet et 1 tasse de sauce tomate. Mijoter.

Pendant ce temps, vaporisez la poêle d'un enduit à cuisson. Disposer les poivrons dans la poêle.

Lorsque le quinoa est cuit, placez-le dans la poêle avec les légumes et la dinde. Remuez jusqu'à ce que vous obteniez un mélange homogène.

Maintenant, farcissez les poivrons avec le mélange. Versez le reste du bouillon de volaille dans la poêle autour des poivrons - Préchauffez le four à 200 ° C.

Couvrir la casserole de papier d'aluminium - Cuire environ 30 à 35 minutes. Servez et dégustez!

Valeurs nutritionnelles:

- 640 calories
- 13 g de matières grasses
- 74 g de glucides totaux
- 53 g de protéines

Zoodles à l'avocat et au pesto au saumon

Temps de préparation: 15 minutes
Temps de cuisson: 25 minutes
Portions: 4
Ingrédients:

- 1 cuillère à soupe de pesto

- 1 citron
- 2 steaks de saumon surgelés / frais
- 1 grosse courgette, torsadée
- 1 cuillère à soupe de poivre noir
- 1 avocat
- 1/4 tasse de parmesan râpé
- assaisonnement italien

Les indications:

Chauffer le four à 180 ° C. Assaisonner le saumon avec l'assaisonnement italien, sel et poivre et cuire au four pendant 20 minutes. Ajoutez les avocats dans le bol avec une cuillère à soupe de poivre, de jus de citron et une cuillère à soupe de pesto. Écrasez les avocats et conservez-les de côté.
Ajouter les nouilles aux courgettes dans un plat de service, puis le mélange avocat et saumon.
Saupoudrer de fromage. Ajoutez plus de pesto si nécessaire. Apprécier!

Valeurs nutritionnelles:

- 128 calories
- 9,9 g de matières grasses
- 9 g de glucides totaux
- 4 g de protéines

Tarte au saumon

Temps de préparation: 15 minutes
Temps de cuisson: 15 minutes
Portions: 4
Ingrédients:
- 1/2 citron, zeste
- 6 cuillères à soupe d'huile végétale
- 2 tranches de bacon fumé, cuites et émiettées, le gras de bacon de côté
- 2 onces d'oignon, haché
- 2 cuillères à soupe de parmesan râpé
- 1 oeuf
- 1 cuillère à soupe et demie de chapelure

- ½ tasse de mayonnaise
- 1 pomme de terre au four ou bouillie, pelée et farcie à la fourchette
- 2 cuillères à café de moutarde de Dijon
- 1 boîte (400g) de saumon sauvage
- 1/2 cuillère à café de sucre granulé
- Du poivre noir fraîchement moulu, juste assez

Les indications:

Préchauffer le gras de bacon réservé (environ 1 cuillère à soupe) dans une poêle à feu moyen. Mettez les oignons hachés et faites cuire quelques minutes jusqu'à ce qu'ils deviennent translucides. Laisser refroidir les oignons pendant 10 minutes.
Dans un bol, mélanger la mayonnaise, la moutarde de Dijon, le zeste de citron, les oignons cuits, le bacon, 1/2 cuillère à café de sucre et 1 œuf. Mélangez bien puis ajoutez la pomme de terre avec le saumon. Former le mélange en environ 12 boulettes de viande. Mélangez 2 cuillères à soupe de parmesan râpé, de poivre et de chapelure dans un autre bol. Enrober les boulettes de viande une à une dans ce mélange.
Mettez 3 cuillères à soupe d'huile dans une casserole et faites chauffer. Ajouter les tartes au saumon et cuire par lots. Cuire les deux côtés dans les 3-4 minutes jusqu'à ce qu'ils soient dorés. Ajoutez plus d'huile au besoin. Transférer dans une assiette de service et savourer!

Valeurs nutritionnelles:

- 395 calories
- 32,7 g de matières grasses
- 19 g de glucides totaux
- 7 g de protéines

Poulet et pois sautés

Temps de préparation: 15 minutes
Temps de cuisson: 10 minutes
Portions: 4
Ingrédients:
- 1 ¼ tasse de poitrine de poulet désossée et sans peau, tranchée finement
- 3 cuillères à soupe de coriandre fraîche, hachée
- 2 cuillères à soupe d'huile végétale
- 2 cuillères à soupe de graines de sésame
- 1 bouquet d'échalotes, tranché finement
- 2 cuillères à café de Sriracha
- 2 gousses d'ail émincées
- 2 cuillères à soupe de vinaigre de riz
- 1 poivron, tranché finement
- 3 cuillères à soupe de sauce soja
- 2½ tasses de pois
- Sel au goût
- Du poivre noir fraîchement moulu, juste assez

Les indications:

Chauffer l'huile dans une poêle à feu moyen. Ajouter l'ail et l'échalote émincée. Faites cuire pendant une minute, puis ajoutez 2 ½ tasses de pois mange-tout avec le poivron. Cuire jusqu'à tendreté, seulement environ 3-4 minutes.
Ajouter le poulet et cuire environ 4 à 5 minutes ou jusqu'à ce qu'il soit bien cuit.
Ajouter 2 cuillères à café de Sriracha, 2 cuillères à soupe de graines de sésame, 3 cuillères à soupe de sauce soja et 2 cuillères à soupe de vinaigre de riz. Jetez le tout jusqu'à ce qu'il soit bien combiné. Laisser mijoter dans les 2-3 minutes à feu doux.
Ajouter 3 cuillères à soupe de coriandre hachée et bien mélanger. Transférer et saupoudrer de graines de sésame et de coriandre au besoin. Apprécier!

Valeurs nutritionnelles:
- 228 calories
- 11 g de matières grasses
- 11 g de glucides totaux
- 20 g de protéines

Poulet Balsamique

Temps de préparation: 15 minutes
Temps de cuisson: 15 minutes
Portions: 4
Ingrédients:
- 1/2 tasse de graines de citrouille grillées
- 3 cuillères à soupe d'huile d'olive
- 1/2 tasse de canneberges séchées
- 15-20 choux de Bruxelles, pelés et coupés en deux dans le sens de la longueur
- 1/2 tasse de tomates séchées, non emballées dans l'huile
- 650g. poitrine de poulet désossée, coupée en petits morceaux
- 2 cuillères à soupe de miel
- 1 échalote, pelée et coupée en dés
- 4 cuillères à soupe de vinaigre balsamique
- Sel au goût
- Du poivre, juste assez

Les indications:

Préchauffer 2 cuillères à soupe d'huile dans une poêle à feu moyen. Ajouter les choux de Bruxelles côté coupé vers le bas. Cuire jusqu'à ce qu'il soit doré pendant environ 4 à 5 minutes. Retourner les choux de Bruxelles et les écarter.
Ajoutez plus d'huile dans la poêle. Ajouter les échalotes coupées en dés et le poulet.
Ajouter le poivre et le sel au goût et cuire jusqu'à ce que le poulet soit complètement

cuit, environ 4-5 minutes. Remuez et retournez le poulet.

Assaisonner de miel et de vinaigre balsamique, mélanger. Faites bouillir pendant quelques minutes.

Disposer uniformément 1/2 tasse de canneberges séchées, 1/2 tasse de tomates séchées au soleil et 1/2 tasse de graines de citrouille. Mélanger jusqu'à homogénéité. Servez immédiatement et savourez votre repas!

Valeurs nutritionnelles:

*   534 calories
*   31 g de matières grasses
*   29 g de glucides totaux
*   34 g de protéines

Riz frit à l'ananas

Temps de préparation: 15 minutes
Temps de cuisson: 20 minutes
Portions: 4
Ingrédients:

*   2 carottes, pelées et râpées
*   2 oignons verts, tranchés
*   3 cuillères à soupe de sauce soja
*   1/2 tasse de jambon, coupé en dés
*   1 cuillère à soupe d'huile de sésame
*   2 tasses d'ananas en conserve / frais, coupé en dés
*   1/2 cuillère à café de gingembre moulu
*   3 tasses de riz brun, cuit
*   1/4 cuillère à café de poivre blanc
*   2 cuillères à soupe d'huile d'olive
*   1/2 tasse de pois surgelés
*   2 gousses d'ail émincées
*   1/2 tasse de maïs surgelé
*   1 oignon, coupé en dés

Les indications:

Mettez 1 cuillère à soupe d'huile de sésame, 3 cuillères à soupe de sauce soja, 2 pincées de poivre blanc et 1/2 cuillère à café de gingembre en poudre dans un bol. Mélangez bien et gardez-le de côté.

Préchauffez l'huile dans une poêle. Ajouter l'ail et l'oignon coupé en dés. Cuire environ 3-4 minutes, en remuant souvent.

Ajouter 1/2 tasse de pois surgelés, carottes râpées et 1/2 tasse de maïs surgelé. Remuer jusqu'à ce que les légumes soient tendres, juste pendant quelques minutes.

Mélangez la sauce soja, 2 tasses d'ananas en dés, ½ tasse de jambon haché, 3 tasses de riz brun cuit et les oignons verts tranchés. Cuire environ 2-3 minutes, en remuant souvent. Servir!

Valeurs nutritionnelles:

*   252 calories
*   12,8 g de matières grasses
*   33 g de glucides totaux
*   3 g de protéines

Poulet rôti au curcuma et fenouil

Temps de préparation: 15 minutes
Temps de cuisson: 45 minutes
Portions: 6
Ingrédients:

*   3/4 cuillère à soupe d'épices de curcuma moulues
*   1 citron vert, tranché finement
*   1/2 tasse d'huile d'olive extra vierge
*   2 oranges, non pelées et tranchées
*   1/2 verre de vin blanc sec
*   6 morceaux de poulet avec os et peau
*   1/2 tasse de jus d'orange
*   1 gros oignon doux
*   1 citron vert, pressé
*   1 fenouil, évidé et tranché
*   2 cuillères à soupe de moutarde jaune
*   3 cuillères à soupe de cassonade
*   1 cuillère à café de paprika doux

- 1 cuillère à soupe d'ail en poudre
- 1 cuillère à café de coriandre moulue
- Sel au goût
- Du poivre, juste assez

Les indications:

Préchauffez le four à 230 degrés.

Mélangez le jus de lime, 1/2 tasse d'huile d'olive, 1/2 tasse de jus d'orange, 1/2 tasse de vin blanc sec, 3 cuillères à soupe de cassonade et 2 cuillères à soupe de moutarde jaune dans un bol.

Prenez un autre bol et ajoutez 1 cuillère à soupe d'ail en poudre, 1 cuillère à café de coriandre moulue, poivre, sel, 3/4 cuillères à soupe d'épice de curcuma et 1 cuillère à café de paprika doux - transférez la moitié de ce mélange d'épices dans la marinade préparée. Bien mélanger jusqu'à ce que le tout soit bien mélangé.

Sécher les morceaux de poulet, puis assaisonner avec le reste du mélange d'épices. Ajoutez ce poulet dans le bol avec la marinade et les restes d'ingrédients. Mélanger.

Couvrir et laisser refroidir environ 1 à 2 heures: transférer le poulet dans la poêle avec la marinade, puis rôtir pendant 40 à 45 minutes. Sers immédiatement!

Valeurs nutritionnelles:

- 559 calories
- 36,3 g de matières grasses
- 26 g de glucides totaux
- 34 g de protéines

Saumon rôti aux pommes de terre et laitue romaine

Temps de préparation: 15 minutes
Temps de cuisson: 30 minutes
Portions: 4
Ingrédients:

- 2 cœurs de laitue romaine, coupés en deux
- 450g de pommes de terre grelots Yukon Gold
- ¼ cuillère à café de paprika
- ¼ tasse d'huile d'olive, divisée
- 1 cuillère à soupe de beurre fondu
- 1 cuillère à café de jus de citron
- 4 filets de saumon
- Sel au goût
- Du poivre noir fraîchement moulu, juste assez

Les indications:

Ajouter les pommes de terre dans un bol et assaisonner avec 2 cuillères à soupe d'huile. Disposez ces pommes de terre sur une plaque à pâtisserie graissée. Préchauffer le four à 200 ° C.

Rôtir dans les 15 à 20 minutes, jusqu'à ce que la fourchette soit tendre et dorée.

Saupoudrer les cœurs de romaine de jus de citron et 2 cuillères à soupe d'huile. Saupoudrer de poivre et de sel, au goût. Mettez de côté.

Badigeonner le beurre fondu sur tout le saumon. Saupoudrer chaque filet de paprika, de poivre et de sel.

Disposer le saumon et la laitue romaine avec les pommes de terre sur une plaque à pâtisserie. Rôtir dans les 7 à 8 minutes. Transférer dans une assiette de service et savourer!

Valeurs nutritionnelles:

- 611 calories
- 40 g de matières grasses
- 25 g de glucides totaux
- 39 g de protéines

Salade de quinoa

Temps de préparation: 10 minutes

Temps de cuisson: 40 minutes
Portions: 4 à 6
Ingrédients:

- ½ tasse de jus de citron, frais
- 2 tasses de quinoa, sec
- 1 poivron rouge, gros et grillé
- 1 tasse d'échalotes, hachées finement
- 1 tasse d'aneth, frais et haché
- 1/2 d'oignon rouge, haché finement
- 13 olives, hachées
- 1 concombre haché
- 4 tasses d'eau
- 1 tasse de persil, frais et haché
- ¼ tasse d'huile d'olive extra vierge
- 2 cuillères à café Sel de mer

Les indications:

Commencez par cuire le quinoa dans 4 tasses d'eau dans une casserole moyenne profonde à feu moyen.

Maintenant, portez le mélange de quinoa à ébullition et une fois qu'il commence à bouillir, baissez le feu.

Faites-le cuire encore 13 à 15 minutes ou jusqu'à ce que le quinoa absorbe toute l'eau.

Écrasez le quinoa à l'aide d'une fourchette.

Pendant ce temps, mélangez l'huile d'olive, le poivre noir, le jus de lime et le sel de mer dans un grand bol jusqu'à ce que le tout soit bien mélangé.

Ensuite, ajoutez le quinoa cuit et mélangez bien.

Enfin, ajoutez l'échalote, le persil, l'aneth, les olives, les poivrons rouges et le concombre dans le bol.

Bien mélanger jusqu'à ce que la vinaigrette recouvre tous les légumes hachés.

Laisser refroidir la salade pendant au moins une heure avant de servir.

Valeurs nutritionnelles:

- Calories: 325Kcal
- Protéines: 4,4 g
- Glucides: 34,3 g
- Lipides: 5,1 g

Brocoli au thon

Temps de préparation: Cinq minutes
Temps de cuisson: 10 minutes
Portions: 1
Ingrédients:

- 1 cuillère à café. Huile d'olive extra vierge
- 85g. Thon dans l'eau, de préférence léger et gros, égoutté
- 1 cuillère à soupe. Noix, hachées grossièrement
- 2 tasses de brocoli, haché finement
- ½ cuillère à café Sauce épicée

Les indications:

Commencez par mélanger le brocoli, l'assaisonnement et le thon dans un grand bol jusqu'à ce que le tout soit bien mélangé.

Ensuite, faites cuire les légumes au four pendant 3 minutes ou jusqu'à ce qu'ils soient tendres

Ensuite, incorporer les noix et l'huile d'olive dans le bol et bien mélanger.

Servez et dégustez.

Valeurs nutritionnelles:

- Calories: 259 Kcal
- Protéines: 27,1 g
- Glucides: 12,9 g
- Lipides: 12,4 g

Riz au chou-fleur

Temps de préparation: 25 minutes
Temps de cuisson: 10 minutes
Portions: 4
Ingrédients:

- ¼ tasse d'huile de cuisson
- 1 cuillère à soupe. Huile de noix de coco

- 1 cuillère à soupe. Sucre de coco
- 4 tasses de chou-fleur, divisées en fleurons
- ½ cuillère à café sel

Les indications:

Commencez par travailler le chou-fleur dans un robot culinaire et laissez agir 1 à 2 minutes.

Faites chauffer l'huile dans une grande poêle à feu moyen, puis ajoutez le chou-fleur, le sucre de coco et le sel dans la poêle.

Bien mélanger et cuire 4 à 5 minutes ou jusqu'à ce que le chou-fleur soit légèrement tendre.

Versez enfin le lait de coco et dégustez-le.

Valeurs nutritionnelles:
- Calories: 108Kcal
- Protéines: 27,1 g
- Glucides: 11 g
- Lipides: 6 g

Salade de poulet à l'orange

Temps de préparation: 10 minutes
Temps de cuisson: 25 minutes
Portions: 2
Ingrédients:
- 140g. Épinard
- 4 oranges nombril, grandes
- 1 oignon rouge, petit, coupé en deux et tranché
- ¼ tasse d'huile d'olive
- 4 × 170g. Poitrine de poulet, désossée et sans peau
- 1 cuillère à soupe. Chéri
- ½ cuillère à café poivre noir
- 2 cuillères à soupe. vinaigre de cidre de pomme

- ½ cuillère à café sel

Les indications:

Tout d'abord, pressez le jus d'orange de 2 oranges, puis mélangez-le avec 3 cuillères à soupe d'huile d'olive, de poivre, de vinaigre, de miel et de poivre dans un petit bol jusqu'à ce que le tout soit bien mélangé.

Après cela, versez 5 cuillères à soupe de ce mélange de jus d'orange dans un autre sac à fermeture à glissière, puis placez les morceaux de poulet. Faites mariner le poulet pendant 15 minutes ou jusqu'à 2 heures.

Coupez l'orange restante en quartiers et placez-les dans un bol de taille moyenne.

Chauffer une poêle à griller à feu moyen-vif.

Pour cela, incorporer le poulet grillé et cuire 5 minutes de chaque côté ou jusqu'à ce qu'il soit bien cuit.

Ensuite, une cuillère à soupe d'huile dans une autre grande poêle à feu moyen.

Une fois que l'huile est chaude, ajoutez l'oignon et faites-le revenir 1 à 2 minutes ou jusqu'à ce qu'il soit tendre.

Versez le reste du jus et faites sauter 1 minute.

Retirez et ajoutez les quartiers d'orange. Pour servir, placez d'abord les épinards en bouche, puis la moitié du mélange d'orange. Garnir du poulet grillé. Versez le mélange de jus d'orange dessus.

Valeurs nutritionnelles:
- Énergie: 669 Kcal
- Protéines: 97,8 g
- Glucides: 19,6 g
- Lipides: 20 g

Potage

Temps de préparation: 10 minutes
Temps de cuisson: 40 minutes
Portions: 4

Ingrédients:
• 1 cuillère à soupe. Huile de noix de coco
• 2 tasses de chou frisé, haché
• 2 branches de céleri, coupées en dés
• 220g. boîte de haricots blancs, égouttés et rincés
• 1 oignon, gros et coupé en dés
• ¼ c. À thé poivre noir
• 1 carotte, moyenne et coupée en dés
• 2 tasses de chou-fleur, coupé en bouquets
• 1 cuillère à café. Curcuma moulu
• 1 cuillère à café. Sel de mer
• 3 gousses d'ail émincées
• 6 tasses de bouillon de légumes

Les indications:

Pour commencer, faites chauffer l'huile dans une grande casserole à feu moyen-doux.
Incorporer l'oignon dans la casserole et faire sauter pendant 5 minutes ou jusqu'à ce qu'il soit ramolli.
Placer la carotte et le céleri dans la casserole et poursuivre la cuisson encore 4 minutes ou jusqu'à ce que les légumes soient ramollis.
Maintenant, ajoutez le curcuma, l'ail et le gingembre au mélange. Bien mélanger.
Cuire le mélange végétarien pendant 1 minute ou jusqu'à ce qu'il soit parfumé.
Versez ensuite le bouillon de légumes avec le sel et le poivre et portez le mélange à ébullition.
Quand il commence à bouillir, ajoutez le chou-fleur. Réduire le feu et laisser mijoter le mélange de légumes pendant 13 à 15 minutes ou jusqu'à ce que le chou-fleur soit ramolli.
Enfin, ajoutez les haricots et le chou frisé.
Faites cuire dans les 2 minutes.
Servir chaud.

Valeurs nutritionnelles:
• Calories: 192 Kcal
• Protéines: 12,6 g
• Glucides: 24,6 g
• Lipides: 6,4 g

Gaspacho de betterave

Temps de préparation: 10 minutes
Temps de cuisson: 10 minutes
Portions: 4
Ingrédients:
• 550g. haricots en conserve, rincés et égouttés
• ¼ c. À thé Sel casher
• 1 cuillère à soupe. Huile d'olive extra vierge
• ½ cuillère à café Ail, frais et haché
• 1 × 170g. Sac en flocons de saumon rose
• 2 cuillères à soupe. Jus de citron fraîchement pressé
• 4 oignons verts, tranchés finement
• ½ cuillère à café Poivre noir moulu
• ½ cuillère à café Zeste de citron râpé
• 1/4 tasse de persil plat frais, haché

Les indications:

Mettez d'abord le zeste de citron, l'huile d'olive, le jus de citron, le poivre noir et l'ail dans un bol moyen et mélangez-les.
Mélanger les haricots, les oignons, le saumon et le persil dans un autre bol moyen et bien mélanger.
Ensuite, versez la vinaigrette au jus de citron sur le mélange de haricots. Bien mélanger jusqu'à ce que l'assaisonnement recouvre le mélange de haricots.
Servez et dégustez.

Valeurs nutritionnelles:
• Calories: 131 Kcal
• Protéines: 1,9 g
• Glucides: 14,8 g
• Lipides: 8,5 g

Curry de lentilles

Temps de préparation: 10 minutes
Temps de cuisson: 40 minutes
Portions: 4
Ingrédients:
- 2 cuillères à café Graines de moutarde
- 1 cuillère à café. Curcuma moulu
- 1 tasse de lentilles, trempées
- 2 cuillères à café Graines de cumin
- 1 tomate, grosse et hachée
- 1 oignon jaune, tranché finement
- 4 tasses d'eau
- Sel de mer, si besoin
- 2 carottes, coupées en demi-lunes
- 3 poignées de feuilles d'épinards, hachées
- 1 cuillère à café. Gingembre haché
- ½ cuillère à café Poudre de piment
- 2 cuillères à soupe. Huile de noix de coco

Les indications:

Tout d'abord, mettez les haricots mungo et l'eau dans une casserole profonde à feu moyen-vif.
Maintenant, portez le mélange de haricots à ébullition et laissez mijoter.
Laisser mijoter dans les 20 à 30 minutes ou jusqu'à ce que les haricots mungo soient ramollis.
Ensuite, faites chauffer l'huile de coco dans une grande casserole à feu moyen et incorporez les graines de moutarde et les graines de cumin.
Si les graines de moutarde éclatent, mettez les oignons. Faites sauter les oignons pendant 4 minutes ou jusqu'à ce qu'ils soient ramollis.

Ajouter l'ail et continuer à dorer encore une minute. Une fois aromatique, ajoutez le curcuma et la poudre de chili.
Ajoutez ensuite la carotte et la tomate. Cuire 6 minutes ou jusqu'à ce qu'ils soient ramollis.
Ajoutez enfin les lentilles cuites et mélangez bien le tout.
Incorporer les feuilles d'épinards et faire sauter jusqu'à ce qu'elles flétrissent. Retirer du feu. Servez-le chaud et dégustez.

Valeurs nutritionnelles:

- Calories: 290 Kcal
- Protéines: 14 g
- Glucides: 43 g
- Lipides: 8 g

Soupe crémeuse de chou-fleur au curcuma

Temps de préparation: 10 minutes
Temps de cuisson: 15 minutes
Portions: 4
Ingrédients:
- 2 cuillères à soupe d'huile d'olive extra vierge
- 1 poireau, partie blanche seulement, tranché finement
- 3 tasses de fleurons de chou-fleur
- 1 gousse d'ail pelée
- 1 morceau (3 cm) de gingembre frais, pelé et tranché
- 1 cuillère à café et demie de curcuma
- ½ cuillère à café de sel
- ¼ cuillère à café de poivre noir fraîchement moulu
- ¼ cuillère à café de cumin moulu
- 3 tasses de bouillon de légumes
- 1 tasse de matière grasse entière: lait de coco
- 1/4 tasse de coriandre fraîche finement hachée

Les indications:

Faites chauffer l'huile à feu vif dans une grande casserole.

Faites frire les poireaux en 3-4 minutes.

Ajouter le chou-fleur, l'ail, le gingembre, le curcuma, le sel, le poivre et le cumin et faire revenir 1 à 2 minutes.

Mettez le bouillon et faites bouillir.

Faire bouillir dans les 5 minutes.

Mélanger la soupe à l'aide d'un mélangeur à immersion jusqu'à consistance lisse.

Mélanger le lait de coco et la coriandre, chauffer et servir.

Valeurs nutritionnelles:

- Énergie: 264
- Matières grasses totales: 23 g
- Glucides totaux: 12 g
- Sucre: 5 g
- Fibre: 4g
- Protéine: 7 g
- Sodium: 900 mg

Soupe "Mange tes verts"

Temps de préparation: 10 minutes
Temps de cuisson: 20 minutes
Portions: 4
Ingrédients:

- ¼ tasse d'huile d'olive extra vierge
- 2 poireaux, parties blanches seulement, tranchés finement
- 1 fenouil, pelé et coupé en fines tranches
- 1 gousse d'ail pelée
- 1 bouquet de blettes, haché grossièrement
- 4 tasses de chou haché grossièrement
- 4 tasses de moutarde hachée grossièrement
- 3 tasses de bouillon de légumes
- 2 cuillères à soupe de vinaigre de cidre de pomme
- 1 cuillère à café de sel
- ¼ cuillère à café de poivre noir fraîchement moulu
- 1/4 tasse de noix de cajou hachées (facultatif)

Les indications:

Faites chauffer l'huile à feu vif dans une grande casserole.

Ajouter les poireaux, le fenouil et l'ail et faire revenir jusqu'à ce qu'ils soient ramollis, environ 5 minutes.

Ajouter les blettes, le chou frisé et la moutarde et faire sauter jusqu'à ce que les légumes se fanent, 2-3 minutes.

Mettez le bouillon et faites bouillir.

Faire bouillir dans les 5 minutes.

Ajoutez le vinaigre, le sel, le poivre et les noix de cajou (si vous les utilisez).

Mélanger la soupe à l'aide d'un mélangeur à immersion jusqu'à consistance lisse et servir.

Valeurs nutritionnelles:

- Énergie: 238
- Matières grasses totales: 14 g
- Glucides totaux: 22 g
- Sucre: 4 g
- Fibre: 6g
- Protéine: 9 g
- Sodium: 1294 mg

Soupe de patates douces et maïs

Temps de préparation: 10 minutes
Temps de cuisson: 20 minutes
Portions: 4
Ingrédients:

- ¼ tasse d'huile d'olive extra vierge ou d'huile de noix de coco
- 1 courgette moyenne, coupée en cubes de 0,5 à 1 cm
- 1 tasse de fleurons de brocoli

- 1 tasse de champignons tranchés finement
- 1 petit oignon, coupé en cubes de 0,5 à 1 cm
- 4 tasses de bouillon de légumes
- 2 tasses de patates douces pelées coupées en cubes de 0,5 à 1 cm
- 1 tasse de grains de maïs surgelés
- 1 tasse de lait de coco ou de lait d'amande
- 2 cuillères à soupe de persil frais finement haché
- 1 cuillère à café de sel
- ¼ cuillère à café de poivre noir fraîchement moulu

Les indications:

Faites chauffer l'huile à feu vif.

Ajouter les courgettes, le brocoli, les champignons et l'oignon et faire revenir jusqu'à ce qu'ils soient tendres, 5 à 8 minutes.

Mettez le bouillon et les patates douces, faites bouillir.

Laisser mijoter dans les 5 à 7 minutes.

Ajouter le maïs, le lait de coco, le persil, le sel et le poivre. Laisser mijoter et servir.

Valeurs nutritionnelles:

- Calories: 402
- Matières grasses totales: 29 g
- Glucides totaux: 31 g
- Sucre: 9 g
- Fibre: 6g
- Protéine: 10 g
- Sodium: 1406 mg

Soupe aux pois chiches au curry

Temps de préparation: 10 minutes
Temps de cuisson: 25 minutes
Portions: 4
Ingrédients:

- ¼ tasse d'huile d'olive extra vierge ou d'huile de noix de coco
- 1 oignon moyen, haché finement
- 2 gousses d'ail, tranchées
- 1 grosse pomme Granny Smith, coupée en cubes de 0,5 à 1 cm
- 2 cuillères à café de curry en poudre
- 1 cuillère à café de sel
- 3 tasses de courge musquée pelée coupée en cubes de 0,5 à 1 cm
- 3 tasses de bouillon de légumes
- 1 tasse de matière grasse entière: lait de coco
- 1 boîte (425 g) de pois chiches, égouttés et rincés
- 2 cuillères à soupe de coriandre hachée

Les indications:

Faites chauffer l'huile à feu vif dans une grande casserole.

Ajouter l'oignon et l'ail et faire sauter jusqu'à ce que l'oignon commence à brunir, 6 à 8 minutes.

Ajouter la pomme, le curry en poudre et le sel, puis faire sauter pour faire griller le curry en poudre, 1 à 2 minutes.

Ajouter la citrouille et le bouillon et porter à ébullition.

Laisser mijoter dans les 10 minutes.

Incorporer le lait de coco.

Mélanger la soupe à l'aide d'un mélangeur à immersion jusqu'à consistance lisse.

Incorporer les pois chiches et la coriandre, chauffer 1 à 2 minutes et servir.

Valeurs nutritionnelles:

- Énergie: 469
- Matières grasses totales: 30 g
- Glucides totaux: 45 g
- Sucre: 14 g
- Fibre: 10g
- Protéine: 12 g

- Sodium: 1174 mg

Soupe de riz brun et miso shitake aux oignons verts

Temps de préparation: 10 minutes
Temps de cuisson: 45 minutes
Portions: 4
Ingrédients:
- 2 cuillères à soupe d'huile de sésame
- 1 tasse de chapeaux de champignons shiitake, tranchés finement
- 1 gousse d'ail émincée
- 1 morceau (3 cm) de gingembre frais, pelé et tranché
- 1 tasse de riz brun à grains moyens
- ½ cuillère à café de sel
- 1 cuillère à soupe de miso blanc
- 2 échalotes, tranchées finement
- 2 cuillères à soupe de coriandre fraîche hachée finement

Les indications:

Chauffer l'huile à feu moyen-vif dans une grande casserole.
Ajouter les champignons, l'ail et le gingembre et faire sauter jusqu'à ce que les champignons commencent à ramollir pendant environ 5 minutes.
Ajouter le riz et remuer pour enrober d'huile uniformément. Ajoutez 2 tasses d'eau et du sel et faites bouillir.
Laisser mijoter dans les 30 à 40 minutes.
Utilisez du bouillon pour ramollir le miso, puis remuez dans la casserole jusqu'à ce que le tout soit bien mélangé.
Mélanger l'échalote et la coriandre, puis servir.

Valeurs nutritionnelles:
- Énergie: 265
- Matières grasses totales: 8 g
- Glucides totaux: 43 g
- Sucre: 2 g
- Fibre: 3g
- Protéine: 5 g
- Sodium: 456 mg

Soupe à l'ail et aux lentilles

Temps de préparation: 15 minutes
Temps de cuisson: 15 minutes
Portions: 4
Ingrédients:
- 2 cuillères à soupe d'huile d'olive extra vierge
- 2 carottes moyennes, tranchées finement
- 1 petit oignon blanc, coupé en cubes de 0,5 à 1 cm
- 2 gousses d'ail, tranchées finement
- 1 cuillère à café de cannelle moulue
- 1 cuillère à café de sel
- ¼ cuillère à café de poivre noir fraîchement moulu
- 3 tasses de bouillon de légumes
- 1 boîte (425 g) de lentilles, égouttées et rincées
- 1 cuillère à soupe d'écorce d'orange hachée ou râpée
- 1/4 tasse de noix hachées (facultatif)
- 2 cuillères à soupe de persil frais finement haché

Les indications:

Faites chauffer l'huile à feu vif dans une grande casserole.
Ajouter les carottes, l'oignon et l'ail et faire revenir 5 à 7 minutes jusqu'à ce qu'ils soient ramollis.
Ajouter la cannelle, le sel et le poivre et mélanger pour enrober les légumes, 1 à 2 minutes uniformément.

Mettez le bouillon et faites bouillir. Laisser mijoter, puis ajouter les lentilles et cuire jusqu'à 1 minute.

Incorporer le zeste d'orange et servir, saupoudré de noix (si utilisé) et de persil.

Valeurs nutritionnelles:

- Énergie: 201
- Matières grasses totales: 8 g
- Glucides totaux: 22 g
- Sucre: 4 g
- Fibre: 8g
- Protéines: 11 g
- Sodium: 1178 mg

Soupe italienne à la courge d'été

Temps de préparation: 10 minutes

Temps de cuisson: 15 minutes

Portions: 4

Ingrédients:

- 3 cuillères à soupe d'huile d'olive extra vierge
- 1 petit oignon rouge, tranché finement
- 1 gousse d'ail émincée
- 1 tasse de courgettes hachées
- 1 tasse de courge jaune hachée
- ½ tasse de carotte hachée
- 3 tasses de bouillon de légumes
- 1 cuillère à café de sel
- 2 cuillères à soupe de basilic frais finement haché
- 1 cuillère à soupe de ciboulette fraîche finement hachée
- 2 cuillères à soupe de pignons de pin

Les indications:

Faites chauffer l'huile à feu vif dans une grande casserole.

Ajouter l'oignon et l'ail et faire revenir 5 à 7 minutes jusqu'à ce qu'ils soient ramollis.

Ajouter les courgettes, la courge jaune et la carotte et faire revenir 1 à 2 minutes jusqu'à ce qu'elles soient ramollies.

Ajouter le bouillon et le sel et faire bouillir. Laisser mijoter en 1 à 2 minutes.

Incorporer le basilic et la ciboulette et servir saupoudré de pignons de pin.

Valeurs nutritionnelles:

- Énergie: 172
- Matières grasses totales: 15 g
- Glucides totaux: 6 g
- Sucre: 3 g
- Fibre: 2g
- Protéine: 5 g
- Sodium: 1170 mg

Soupe au poulet et nouilles sans gluten

Temps de préparation: 10 minutes

Temps de cuisson: 25 minutes

Portions: 4

Ingrédients:

- ¼ tasse d'huile d'olive extra vierge
- 3 branches de céleri, coupées en tranches de 1 cm
- 2 carottes moyennes, coupées en cubes de ¼ de 1 cm
- 1 petit oignon, coupé en cubes de 1 cm
- 1 brin de romarin frais
- 4 tasses de bouillon de poulet
- 225g de penne sans gluten
- 1 cuillère à café de sel
- ¼ cuillère à café de poivre noir fraîchement moulu
- 2 tasses de poulet rôti en dés
- 1/4 tasse de persil plat frais haché finement

Les indications:

Faites chauffer l'huile à feu vif dans une grande casserole.

Ajouter le céleri, les carottes, l'oignon et le romarin et faire revenir 5 à 7 minutes jusqu'à ce qu'ils soient ramollis.

Ajouter le bouillon, les penne, le sel et le poivre et porter à ébullition.

Laisser mijoter et cuire jusqu'à ce que les penne soient tendres, 8 à 10 minutes.

Retirer et jeter le brin de romarin et ajouter le poulet et le persil.

Réduire le feu au minimum. Cuire dans les 5 minutes et servir.

Valeurs nutritionnelles:
- Énergie: 485
- Matières grasses totales: 18 g
- Glucides totaux: 47 g
- Sucre: 4 g
- Fibres: 7 g
- Protéines: 33 g
- Sodium: 1423 mg

Soupe aux poireaux, poulet et épinards

Temps de préparation: 10 minutes
Temps de cuisson: 15 minutes
Portions: 4
Ingrédients:
- 3 cuillères à soupe de beurre non salé
- 2 poireaux, parties blanches seulement, tranchés finement
- 4 tasses de pousses d'épinards
- 4 tasses de bouillon de poulet
- 1 cuillère à café de sel
- ¼ cuillère à café de poivre noir fraîchement moulu
- 2 tasses de poulet rôti râpé
- 1 cuillère à soupe de ciboulette fraîche, tranchée finement
- 2 cuillères à café de zeste de citron râpé ou haché

Les indications:

Faites fondre le beurre à feu vif dans une grande casserole.

Ajouter les poireaux et faire revenir jusqu'à ce qu'ils soient ramollis et dorés, 3 à 5 minutes.

Ajouter les épinards, le bouillon, le sel et le poivre et porter à ébullition.

Laisser mijoter en 1 à 2 minutes.

Placer le poulet et cuire en 1 à 2 minutes.

Saupoudrer de ciboulette et de zeste de citron et servir.

Valeurs nutritionnelles:
- Calories: 256
- Matières grasses totales: 12 g
- Glucides totaux: 9 g
- Sucre: 3 g
- Fibre: 2g
- Protéines: 27 g
- Sodium: 1483 mg

Soupe au safran et saumon

Temps de préparation: 10 minutes
Temps de cuisson: 20 minutes
Portions: 4
Ingrédients:
- ¼ tasse d'huile d'olive extra vierge
- 2 poireaux, parties blanches seulement, tranchés finement
- 2 carottes moyennes, tranchées finement
- 2 gousses d'ail, tranchées finement
- 4 tasses de bouillon de légumes
- 1 livre de filets de saumon sans peau, coupés en morceaux de 2,5 cm
- 1 cuillère à café de sel
- ¼ cuillère à café de poivre noir fraîchement moulu

- ¼ cuillère à café de safran en fils
- 2 tasses de pousses d'épinards
- ½ verre de vin blanc sec
- 2 cuillères à soupe d'échalotes hachées, blanches et vertes
- 2 cuillères à soupe de persil frais finement haché

Les indications:

Faites chauffer l'huile à feu vif dans une grande casserole.

Ajouter les poireaux, les carottes et l'ail et faire revenir 5 à 7 minutes jusqu'à ce qu'ils soient ramollis.

Mettez le bouillon et faites bouillir.

Laisser mijoter et ajouter le saumon, le sel, le poivre et le safran. Cuire jusqu'à ce que le saumon soit bien cuit, environ 8 minutes.

Ajouter les épinards, le vin, l'échalote et le persil et cuire jusqu'à ce que les épinards soient fanés, 1 à 2 minutes et servir.

Valeurs nutritionnelles:

- Énergie: 418
- Matières grasses totales: 26 g
- Glucides totaux: 13 g
- Sucre: 4 g
- Fibre: 2g
- Protéines: 29 g
- Sodium: 1455 mg

Soupe de potiron aux crevettes

Temps de préparation: 10 minutes
Temps de cuisson: 20 minutes
Portions: 4
Ingrédients:

- 3 cuillères à soupe de beurre non salé
- 1 petit oignon rouge, haché finement
- 1 gousse d'ail, tranchée
- 1 cuillère à café de curcuma
- 1 cuillère à café de sel
- ¼ cuillère à café de poivre noir fraîchement moulu
- 3 tasses de bouillon de légumes
- 2 tasses de courge musquée pelée coupée en cubes de 1 cm
- 1 lb de crevettes pelées cuites, décongelées si nécessaire
- 1 tasse de lait d'amande non sucré
- ¼ tasse d'amandes effilées (facultatif)
- 2 cuillères à soupe de persil frais finement haché
- 2 cuillères à café de zeste de citron râpé ou haché

Les indications:

Faites fondre le beurre à feu vif dans une grande casserole.

Ajouter l'oignon, l'ail, le curcuma, le sel et le poivre et faire sauter jusqu'à ce que les légumes soient tendres et translucides, 5 à 7 minutes.

Ajouter le bouillon et la citrouille et faire bouillir.

Faire bouillir dans les 5 minutes.

Ajouter les crevettes et le lait d'amande et cuire jusqu'à ce que le tout soit chaud pendant environ 2 minutes.

Saupoudrer d'amandes (si désiré), de persil et de zeste de citron et servir.

Valeurs nutritionnelles:

- Énergie: 275
- Matières grasses totales: 12 g
- Glucides totaux: 12 g
- Sucre: 3 g
- Fibre: 2g
- Protéine: 30 g
- Sodium: 1665 mg

Chaudrée de palourdes légère

Temps de préparation: 10 minutes
Temps de cuisson: 15 minutes
Portions: 4
Ingrédients:
- 2 cuillères à soupe de beurre non salé
- 2 carottes moyennes, coupées en morceaux de 1 cm
- 2 branches de céleri, tranchées finement
- 1 petit oignon rouge, coupé en cubes de 0,5 cm
- 2 gousses d'ail, tranchées
- 2 tasses de bouillon de légumes
- 1 bouteille de jus de palourdes (225g)
- 1 boîte (280g) de palourdes
- ½ cuillère à café de thym séché
- ½ cuillère à café de sel
- ¼ cuillère à café de poivre noir fraîchement moulu

Les indications:

Faites fondre le beurre dans une grande casserole à feu vif.
Ajouter les carottes, le céleri, l'oignon et l'ail et faire revenir 2 à 3 minutes jusqu'à ce qu'ils soient légèrement ramollis.
Ajouter le bouillon et le jus de palourdes et faire bouillir.
Laisser mijoter et cuire jusqu'à ce que les carottes soient tendres, 3 à 5 minutes.
Incorporer les palourdes et leur jus, le thym, le sel et le poivre, chauffer 2 à 3 minutes et servir.

Valeurs nutritionnelles:

- Calories: 156
- Matières grasses totales: 7 g
- Glucides totaux: 7 g
- Sucre: 3 g
- Fibre: 1g
- Protéines: 14 g
- Sodium: 981 mg

Piment aux haricots blancs

Temps de préparation: 15 minutes
Temps de cuisson: 20 minutes
Portions: 4
Ingrédients:
- ¼ tasse d'huile d'olive extra vierge
- 2 petits oignons, coupés en cubes de 0,5 cm
- 2 branches de céleri, tranchées finement
- 2 petites carottes, pelées et tranchées finement
- 2 gousses d'ail émincées
- 2 cuillères à café de cumin moulu
- 1 ½ cuillère à café d'origan séché
- 1 cuillère à café de sel
- ¼ cuillère à café de poivre noir fraîchement moulu
- 3 tasses de bouillon de légumes
- 1 (440g) de haricots blancs, égouttés et rincés
- ¼ de persil plat frais haché finement
- 2 cuillères à café de zeste de citron râpé ou haché

Les indications:

Faites chauffer l'huile à feu vif dans une cocotte.
Ajouter les oignons, le céleri, les carottes et l'ail et faire revenir 5 à 8 minutes jusqu'à ce qu'ils soient ramollis.
Ajouter le cumin, l'origan, le sel et le poivre et faire sauter pour faire griller les épices, environ 1 minute.
Mettez le bouillon et faites bouillir.
Laisser mijoter, ajouter les haricots et cuire, partiellement à couvert et en remuant de temps en temps, pendant 5 minutes pour développer les saveurs.
Ajouter le persil et le zeste de citron et servir.

<u>Valeurs nutritionnelles:</u>
- Calories: 300
- Matières grasses totales: 15 g
- Glucides totaux: 32 g
- Sucre: 4 g
- Fibre: 12g
- Protéine: 12 g
- Sodium: 1183 mg

Légumes grecs en couches

Temps de préparation: 15 minutes
Temps de cuisson: 50 minutes
Portions: 4
Ingrédients:
- ¼ tasse d'huile d'olive extra vierge
- 1 oignon blanc moyen, tranché finement
- 2 grosses courgettes, tranchées finement
- 2 tasses de fleurons de chou-fleur
- 1 fenouil, pelé et coupé en fines tranches
- 2 gousses d'ail émincées
- 1 cuillère à café de sel
- ¼ cuillère à café de poivre noir fraîchement moulu
- 2 tasses de bouillon de légumes
- 1 cuillère à soupe d'aneth frais haché
- 1 cuillère à café et demie de zeste de citron râpé ou haché
- ½ tasse de fromage feta de brebis ou de chèvre émietté (facultatif)

<u>Les indications:</u>
Préchauffer le four à 200 ° C.
Versez l'huile dans une cocotte. Mettez l'oignon en une seule couche et sur le dessus, en couches, les courgettes, le chou-fleur, le fenouil, l'ail, le sel et le poivre.
Mettez le bouillon et saupoudrez d'aneth et de zeste de citron.

Couvrir la casserole avec le couvercle, transférer au four et rôtir jusqu'à ce que les légumes soient tendres, 30 à 40 minutes. Retirer, puis laisser reposer environ 10 minutes.
Saupoudrer de fromage feta (si utilisé) et servir.

<u>Valeurs nutritionnelles:</u>
- Calories: 200
- Matières grasses totales: 14 g
- Glucides totaux: 17 g
- Sucre: 6 g
- Fibre: 6g
- Protéine: 7 g
- Sodium: 1028 mg

Riz brun aux champignons, chou frisé et patates douces

Temps de préparation: 10 minutes
Temps de cuisson: 50 minutes
Portions: 4
Ingrédients:
- ¼ tasse d'huile d'olive extra vierge
- 4 tasses de feuilles de chou hachées grossièrement
- 2 poireaux, parties blanches seulement, tranchés finement
- 1 tasse de champignons tranchés
- 2 gousses d'ail émincées
- 2 tasses de patates douces pelées coupées en cubes de 1 cm
- 1 tasse de riz brun
- 2 tasses de bouillon de légumes
- 1 cuillère à café de sel
- ¼ cuillère à café de poivre noir fraîchement moulu
- ¼ tasse de jus de citron fraîchement pressé
- 2 cuillères à soupe de persil frais finement haché

Les indications:

Faites chauffer l'huile à feu vif.

Ajouter le chou frisé, les poireaux, les champignons et l'ail et faire revenir jusqu'à ce qu'ils soient tendres, environ 5 minutes.

Ajouter les patates douces et le riz et faire sauter environ 3 minutes.

Ajouter le bouillon, le sel et le poivre et porter à ébullition. Laisser mijoter dans les 30 à 40 minutes.

Ajouter le jus de citron et le persil, puis servir.

Valeurs nutritionnelles:

- Énergie: 425
- Lipides: 15 g
- Glucides totaux: 65 g
- Sucre: 6 g
- Fibre: 6g
- Protéines: 11 g
- Sodium: 1045 mg

CHAPITRE 12

Collations et accompagnements 1

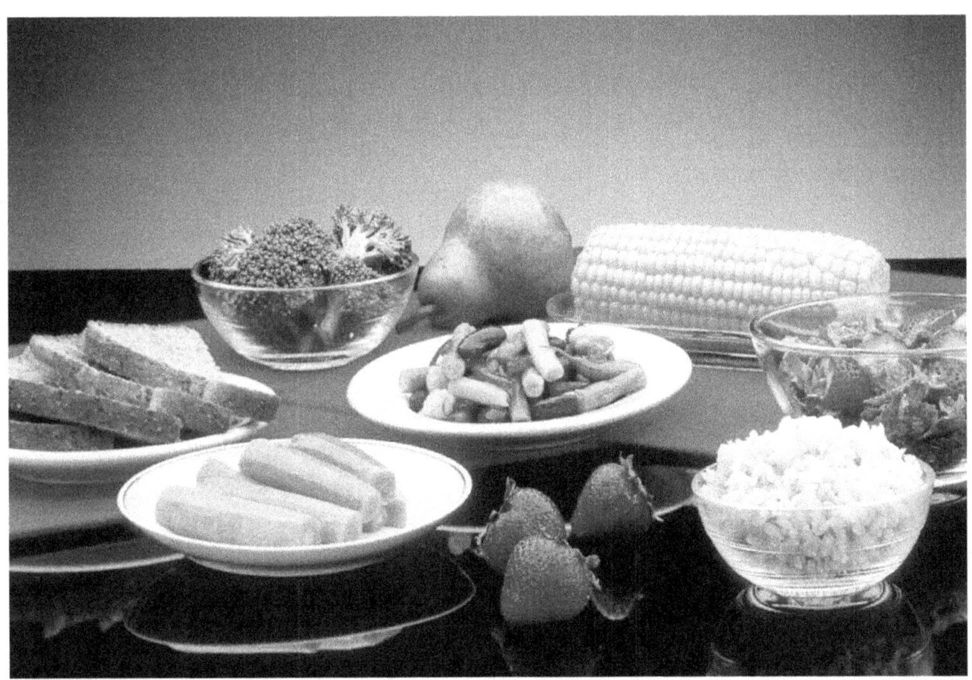

Brocoli cuit à la vapeur

Temps de préparation: Cinq minutes
Temps de cuisson: 1 minute
Portions: 6
Ingrédients:
- 6 tasses de fleurs de brocoli

Les indications:
Versez 1 1/2 tasse d'eau dans le pot intérieur d'Instant Pot®. Mettez un gril à vapeur à l'intérieur.
Placez les fleurons de brocoli dans un panier vapeur et placez le panier sur la grille.
Faire bouillir pendant 1 minute.
Retirez le panier vapeur et servez.
Valeurs nutritionnelles:
- Calories: 30

* Lipides: 0 g
* Protéine: 3 g
* Sodium: 30 mg
* Fibre: 2g
* Glucides: 6 g
* Sucre: 2 g

Chou bouilli

Temps de préparation: Cinq minutes
Temps de cuisson: Cinq minutes
Portions: 6
Ingrédients:
* 1 gros chou vert
* 3 tasses de bouillon de légumes
* 1 cuillère à café de sel
* ½ cuillère à café de poivre noir

Les indications:
Mettez le chou, le bouillon, le sel et le poivre dans le pot intérieur.
Faites cuire dans les 5 minutes. Servir.
Valeurs nutritionnelles:
* Calories: 54
* Lipides: 0 g
* Protéine: 3 g
* Sodium: 321 mg
* Fibre: 5g
* Glucides: 13 g
* Sucre: 7 g

Sauce aux légumes et au fromage

Temps de préparation: 15 minutes
Temps de cuisson: 11 minutes
Portions: 6
Ingrédients:
* 1 petit oignon jaune, pelé et haché
* 1 courgette moyenne, pelée et tranchée
* 6 gousses d'ail émincées
* 2¼ tasses de bouillon de légumes, divisé

* ¼ cuillère à café de paprika
* 1 patate douce moyenne, pelée et hachée
* ½ tasse de levure nutritionnelle

Les indications:
Placez l'oignon, les courgettes, l'ail et ¼ tasse de bouillon dans la casserole intérieure.
Appuyez sur le bouton Sauté et laissez les légumes dorés jusqu'à ce qu'ils soient tendres, 5 minutes. Appuyez sur le bouton Annuler.
Ajouter les 2 tasses de bouillon restantes, le paprika et la patate douce.
Faites cuire dans les 6 minutes.
Laisser refroidir quelques minutes puis transférer le mélange dans un grand mixeur.
Ajouter la levure nutritionnelle au mélangeur avec les autres ingrédients et mélanger à feu vif jusqu'à ce que le mélange soit lisse et homogène.
Servir chaud comme garniture pour les légumes de votre choix.
Valeurs nutritionnelles:
* Calories: 58
* Lipides: 0 g
* Protéine: 4 g
* Sodium: 226 mg
* Fibre: 3g
* Glucides: 10 g
* Sucre: 3 g

Salade de chou violet au quinoa et edamame

Temps de préparation: 7 minutes
Temps de cuisson: 2 minutes
Portions: 8
Ingrédients:
* ½ tasse de quinoa sec
* 1 sac (280g) d'edamame décortiqué surgelé

- 1 tasse de bouillon de légumes
- ¼ tasse de tamari à teneur réduite en sodium
- ¼ tasse de beurre d'amande naturel
- 3 cuillères à soupe d'huile de graines de sésame grillées
- ½ cuillère à café de poudre de stévia pure
- 1 chou violet, évidé et haché

Les indications:

Placez le quinoa, les edamames et le bouillon dans la casserole intérieure de votre Instant Pot. Faites cuire dans les 2 minutes.

Fouettez le tamari, le beurre d'amande, l'huile de graines de sésame et la stevia dans un petit bol. Mettre de côté.

Soufflez le quinoa avec une fourchette, puis transférez le mélange dans un grand bol.

Laisser refroidir le quinoa et l'edamame, puis ajouter le chou violet dans le bol et mélanger pour combiner.

Mettez la vinaigrette et mélangez à nouveau. Servir.

Valeurs nutritionnelles:

- Calories: 220
- Lipides: 11 g
- Protéine: 10 g
- Sodium: 313 mg
- Fibres: 7 g
- Glucides: 21 g
- Sucre: 5 g

Chou-fleur cuit à la vapeur

Temps de préparation: Cinq minutes
Temps de cuisson: 2 minutes
Portions: 6
Ingrédients:
- 1 chou-fleur à grosse tête, évidé et coupé en grandes fleurs

Les indications:

Mettez 2 tasses d'eau dans le pot intérieur.
Mettez un gril à vapeur à l'intérieur.
Placez le chou-fleur dans un panier vapeur et placez le panier sur la grille, faites cuire à la vapeur dans les 2 minutes.
Retirez délicatement le panier vapeur et servez.

Valeurs nutritionnelles:

- Calories: 34
- Lipides: 0 g
- Protéine: 3 g
- Sodium: 41 mg
- Fibre: 3g
- Glucides: 7 g
- Sucre: 3 g

Choux de Bruxelles et carottes en sauce

Temps de préparation: 15 minutes
Temps de cuisson: 12 minutes
Portions: 4
Ingrédients:
- 1 cuillère à soupe d'huile de coco
- 340g de choux de Bruxelles, extrémités dures enlevées et coupées en deux
- 340g de carottes (environ 4 moyennes), pelées, enlevées les extrémités et coupées en morceaux de 2 cm
- ¼ tasse de jus de citron vert frais
- ¼ tasse de vinaigre de cidre de pomme
- ½ tasse d'acides aminés de noix de coco
- ¼ tasse de beurre d'amande

Les indications:

Faire revenir les choux de Bruxelles et les carottes et faire revenir jusqu'à ce qu'ils soient dorés, environ 5 à 7 minutes.

Pendant que les légumes dorent, préparez la sauce. Mélangez le jus de lime, le vinaigre, les acides aminés de noix de coco et le beurre d'amande dans un petit bol.

Versez la sauce sur les légumes - Faites cuire dans les 6 minutes. Servir.

Valeurs nutritionnelles:

- Énergie: 216
- Lipides: 11 g
- Protéine: 6 g
- Sodium: 738 mg
- Fibre: 6g
- Glucides: 22 g
- Sucre: 5 g

Riz au chou-fleur au citron

Temps de préparation: 10 minutes

Temps de cuisson: 8 minutes

Portions: 4

Ingrédients:

- 1 cuillère à soupe d'huile d'avocat
- 1 petit oignon jaune, pelé et coupé en dés
- 1 cuillère à café d'ail émincé
- 4 tasses de chou-fleur cuit
- Le jus d'un petit citron
- ½ cuillère à café de sel
- ¼ cuillère à café de poivre noir

Les indications:

Mettez l'huile dans la casserole et faites chauffer 1 minute.

Ajouter l'oignon et faire revenir 5 minutes.

Ajouter l'ail et faire revenir 1 minute de plus.

Ajouter le riz au chou-fleur, le jus de citron, le sel et le poivre et mélanger pour combiner - Cuire en 1 minute.

Transférer dans un bol pour servir.

Valeurs nutritionnelles:

- Calories: 60
- Lipides: 3 g

- Protéine: 2 g
- Sodium: 311 mg
- Fibre: 2g
- Glucides: 6 g
- Sucre: 3 g

Asperges citronnées à la vapeur

Temps de préparation: Cinq minutes

Temps de cuisson: 0 minutes

Portions: 4

Ingrédients:

- 450g d'asperges, extrémités ligneuses enlevées
- Jus de ½ gros citron
- ¼ cuillère à café de sel casher

Les indications:

Ajoutez ½ tasse d'eau dans la casserole intérieure et ajoutez la grille de cuisson à la vapeur. Ajouter les asperges dans le panier vapeur et placer le panier sur la grille, puis cuire à la vapeur en 1 minute.

Transférer et garnir de jus de citron et de sel.

Valeurs nutritionnelles:

- Calories: 13
- Lipides: 0 g
- Protéine: 1 g
- Sodium: 146 mg
- Fibre: 1g
- Glucides: 3 g
- Sucre: 1 g

Bettes rouges à l'ail citronné

Temps de préparation: 10 minutes

Temps de cuisson: 7 minutes

Portions: 4

Ingrédients:

- 1 cuillère à soupe d'huile d'avocat
- 1 petit oignon jaune, pelé et coupé en dés

* 1 bouquet de betteraves, feuilles et tiges hachées et séparées (environ 340g)
* 3 gousses d'ail émincées
* ¾ cuillère à café de sel
* Jus de citron moyen ½
* 1 cuillère à café de zeste de citron

Les indications:

Mettez l'huile dans le pot intérieur et laissez chauffer 1 minute. Ajouter l'oignon et les tiges de blettes et faire revenir 5 minutes. Ajouter l'ail et faire sauter encore 30 secondes. Ajouter les feuilles de blettes, le sel et le jus de citron et mélanger pour combiner. Éteindre. Cuire à nouveau dans les 60 secondes.

Versez le mélange de blettes dans un bol de service et garnissez avec le zeste de citron.

Valeurs nutritionnelles:

* Calories: 57
* Lipides: 3 g
* Protéine: 2 g
* Sodium: 617 mg
* Fibre: 2g
* Glucides: 6 g
* Sucre: 2 g

Brocoli et carottes au citron et au gingembre

Temps de préparation: 10 minutes
Temps de cuisson: Cinq minutes
Portions: 6
Ingrédients:

* 1 cuillère à soupe d'huile d'avocat
* 1 "de gingembre frais, pelé et tranché finement
* 1 gousse d'ail émincée
* 2 couronnes de brocoli, fleurs
* 2 grosses carottes, tranchées
* ½ cuillère à café de sel casher
* Jus de ½ gros citron

* ¼ tasse d'eau

Les indications:

Mettez l'huile dans le pot intérieur. Réchauffez-vous dans les 2 minutes. Ajouter le gingembre et l'ail et faire sauter 1 minute. Ajouter le brocoli, les carottes et le sel et mélanger pour combiner. Éteindre. Ajouter le jus de citron et l'eau et utiliser une cuillère en bois pour gratter les morceaux bruns - Cuire en 2 minutes.
Sers immédiatement.

Valeurs nutritionnelles:

* Calories: 67
* Lipides: 2 g
* Protéine: 3 g
* Sodium: 245 mg
* Fibre: 3g
* Glucides: 10 g
* Sucre: 3 g

Moutarde au curry

Temps de préparation: 15 minutes
Temps de cuisson: 10 minutes
Portions: 6
Ingrédients:

* 1 cuillère à soupe d'huile d'avocat
* 1 oignon blanc moyen, pelé et haché
* 1 cuillère à soupe de gingembre pelé et haché
* 3 gousses d'ail émincées
* 2 cuillères à soupe de poudre de curry
* ½ cuillère à café de sel
* ¼ cuillère à café de poivre noir
* 2 tasses de bouillon de légumes
* ½ tasse de crème de coco
* 1 gros bouquet de moutarde hachée

Les indications:

Ajoutez l'huile dans le pot intérieur. Appuyez sur le bouton Sauté et faites chauffer l'huile pendant 2 minutes.

Faites frire l'oignon dans les 5 minutes. Ajouter le gingembre, l'ail, le curry, le sel et le poivre et faire revenir 1 minute de plus. Mélangez le bouillon de légumes et la crème de noix de coco jusqu'à homogénéité, puis laissez bouillir encore 2-3 minutes. Éteindre. Incorporer la moutarde jusqu'à ce que tout soit bien mélangé.

Faites cuire dans les 60 secondes.

Transférer dans un bol et servir.

Valeurs nutritionnelles:

- Calories: 124
- Lipides: 9 g
- Protéine: 3 g
- Sodium: 388 mg
- Fibre: 4g
- Glucides: 9 g
- Sucre: 2 g

Choux de Bruxelles et carottes "au fromage"

Temps de préparation: 10 minutes
Temps de cuisson: 10 minutes
Portions: 4
Ingrédients:
- 1 livre de choux de Bruxelles, enlevé les extrémités dures et coupé en deux
- 1 livre de carottes miniatures
- 1 tasse de bouillon de poulet
- 2 cuillères à soupe de jus de citron
- ½ tasse de levure nutritionnelle
- ¼ cuillère à café de sel

Les indications:

Ajouter les choux de Bruxelles, les carottes, le bouillon, le jus de citron, la levure nutritionnelle et le sel dans le pot intérieur.

Remuez bien pour combiner. Faites cuire dans les 10 minutes.

Transférer les légumes et la sauce dans un bol et servir.

Valeurs nutritionnelles:

- Calories: 134
- Lipides: 1 g
- Protéine: 9 g
- Sodium: 340 mg
- Fibre: 8g
- Glucides: 23 g
- Sucre: 8 g

Haricots verts à l'ail

Temps de préparation: 2 minutes
Temps de cuisson: Cinq minutes
Portions: 4
Ingrédients:
- 12 onces de haricots verts, extrémités coupées
- 4 gousses d'ail émincées
- 1 cuillère à soupe d'huile d'avocat
- ½ cuillère à café de sel
- 1 tasse d'eau

Les indications:

Placez les haricots verts dans un bol moyen et assaisonnez avec l'ail, l'huile et le sel. Transférez ce mélange dans le panier vapeur. Mettez une tasse d'eau dans la casserole et mettez le gril à vapeur à l'intérieur. Placez le panier vapeur avec les haricots verts sur le dessus du gril vapeur - Faites cuire dans les 5 minutes.

Transférer dans un bol pour servir.

Valeurs nutritionnelles:

- Calories: 58
- Lipides: 3 g
- Protéine: 2 g
- Sodium: 295 mg
- Fibre: 2g

- Glucides: 6 g
- Sucre: 2 g

Salade de betteraves simples

Temps de préparation: 15 minutes
Temps de cuisson: Cinq minutes
Portions: 8
Ingrédients:
- 6 betteraves moyennes, pelées et coupées en dés
- 1 tasse d'eau
- ¼ tasse d'huile d'olive extra vierge
- ¼ tasse de vinaigre de cidre de pomme
- 1 cuillère à café de moutarde de Dijon
- ¼ cuillère à café de poudre de stévia pure
- ½ cuillère à café de sel
- ¼ cuillère à café de poivre noir
- 1 grosse échalote, pelée et coupée en dés
- 1 grosse tige de céleri, les extrémités dépourvues et tranchées finement

Les indications:

Mettez les betteraves dans le panier vapeur. Mettez 1 tasse d'eau dans la casserole intérieure et placez le gril à vapeur à l'intérieur. Placez le panier vapeur avec les betteraves sur le gril vapeur.
Pendant ce temps, dans un petit récipient ou un bocal avec un couvercle hermétique, ajoutez l'huile, le vinaigre, la moutarde, la stevia, le sel et le poivre et agitez bien pour combiner. Mettre de côté. Faites cuire dans les 5 minutes.
Retirer et laisser refroidir complètement les betteraves.
Placer l'échalote et le céleri dans un grand bol puis ajouter les betteraves cuites et refroidies. Servir avec la vinaigrette et mélanger pour enrober.

Valeurs nutritionnelles:
- Calories: 91
- Lipides: 7 g
- Protéine: 1 g
- Sodium: 215 mg
- Fibre: 2g
- Glucides: 7 g
- Sucre: 4 g

Sauce au chou et à l'avocat

Temps de préparation: 15 minutes
Temps de cuisson: 12 minutes
Les portions: 2
Ingrédients:
- ¼ tasse de bouillon de légumes
- 2 cuillères à soupe d'huile d'olive
- 2 oignons nouveaux hachés
- 1 tête de chou rouge, hachée
- 1 avocat, pelé, dénoyauté et coupé en dés

Les indications:

Ajouter les tomates et tous les autres ingrédients dans une casserole appropriée. Couvrir le couvercle de la casserole et cuire 12 minutes à feu moyen.
Servir frais et savourer.

Valeurs nutritionnelles:
- Calories 132
- Matières grasses totales 7,1 g
- Sodium 94 mg
- Total glucides 8,2 g
- Sucre 1,9 g
- Fibres 0,6 g
- Protéines 13,5 g

Salade de chou aux épinards

Temps de préparation: 15 minutes
Temps de cuisson: 2 minutes

Les portions: 2
Ingrédients:
- 2 tasses de chou rouge, haché
- 1 cuillère à soupe de mayonnaise
- 1 oignon nouveau, haché
- 1 livre petits épinards
- ½ tasse de bouillon de poulet

Les indications:

Commencez par ajouter l'oignon dans une casserole appropriée, faire sauter pendant 2 minutes.

Ajouter les épinards, le bouillon et la mayonnaise, puis bien mélanger.

Servir frais et savourer.

Valeurs nutritionnelles:

- Calories 194
- Matières grasses totales 21,7 g
- Acides gras saturés 9,4 g
- Total glucides 8,3 g
- Sucre 1,6 g
- Fibres 1,3 g
- Protéines 3,2 g

Salade de poulet au pesto

Temps de préparation: 15 minutes
Temps de cuisson: 4 minutes
Les portions: 2
Ingrédients:
- 1 livre poitrine de poulet, sans peau, désossée et coupée en dés
- 2 cuillères à soupe de pesto de basilic
- 2 cuillères à soupe d'huile d'olive
- 2 cuillères à soupe d'ail émincé
- 1 tasse de tomates écrasées

Les indications:

Commencez par ajouter de l'huile, du poulet et de l'ail dans une casserole.

Puis faites dorer pendant 5 minutes.

Mélangez le pesto et les tomates.

Couvrir le couvercle de la casserole et cuire 15 minutes à feu moyen.

Servir frais et savourer.

Valeurs nutritionnelles:

- Énergie 136
- Matières grasses totales 18,3 g
- Cholestérol 75 mg
- Sodium 104 mg
- Glucides totaux 0,6 g
- Sucre 6,2 g
- Fibres 2,9 g
- Protéines 5,9 g

Sauce à l'avocat et aux poivrons

Temps de préparation: 15 minutes
Temps de cuisson: 12 minutes
Les portions: 2
Ingrédients:
- 1 et ½ livres. poivrons mélangés, coupés en lanières
- 1 cuillère à soupe d'huile d'avocat
- ½ tasse de purée de tomates
- 1 avocat, pelé, dénoyauté et coupé en dés
- Sel et poivre noir, juste assez

Les indications:

Ajouter les poivrons et tous les autres ingrédients dans une casserole appropriée.

Couvrir le couvercle de la casserole et cuire 12 minutes à feu moyen.

Servir frais et savourer.

Valeurs nutritionnelles:

- Calories 304
- Matières grasses totales 20 g
- Cholestérol 12 mg
- Sodium 645 mg
- Total glucides 9 g
- Sucre 2 g
- Fibres 5 g
- Protéine 22 g

Tartinade de bette à carde

Temps de préparation: 10 minutes
Temps de cuisson: 15 minutes
Portions: 4
Ingrédients:
- 1 livre filets de saumon, désossés, sans peau et coupés en dés
- Sel et poivre noir, juste assez
- ¼ livre de blettes, déchirées
- 1 oignon nouveau, haché
- ¼ tasse de bouillon de poulet

Les indications:

Ajouter les blettes avec tous les autres ingrédients dans une casserole.
Couvrir le couvercle de la casserole et cuire 15 minutes à feu moyen.
Utilisez un mixeur plongeant pour mélanger la crème jusqu'à ce qu'elle soit lisse.
Servir frais et savourer.

Valeurs nutritionnelles:
- Calories 294
- Matières grasses totales 16,4 g
- Cholestérol 120 mg
- Sodium 343 mg
- Glucides totaux 1,1 g
- Sucre 0,1 g
- Fibres 0,3 g
- Protéines 35 g

Sauce aux olives et noix de coco

Temps de préparation: Cinq minutes
Temps de cuisson: 10 minutes
Portions: 4
Ingrédients:
- 4 tasses de pousses d'épinards
- ½ tasse de crème de coco
- Sel et poivre noir, juste assez
- 4 gousses d'ail, rôties et hachées
- 1 tasse d'olives kalamata, dénoyautées et coupées en deux

Les indications:

Mettez les olives et tous les autres ingrédients dans une casserole.
Couvrir le couvercle de la casserole et cuire 10 minutes à feu moyen.
Utilisez un mélangeur à main pour mélanger le mélange d'olives jusqu'à consistance lisse.
Servir frais et savourer.

Valeurs nutritionnelles:
- Énergie 135
- Matières grasses totales 9,9 g
- Cholestérol 34 mg
- Sodium 10 mg
- Glucides totaux 3,1 g
- Sucre 3,4 g
- Fibres 1,5 g
- Protéines 8,6 g

Sauce au poivre et au basilic

Temps de préparation: 15 minutes
Temps de cuisson: 15 minutes
Les portions: 2
Ingrédients:
- 3 échalotes, hachées
- 1 et ½ livres. poivrons mélangés, hachés grossièrement
- ¼ tasse de bouillon de poulet
- 1 cuillère à soupe d'huile d'olive
- 2 cuillères à soupe de basilic haché

Les indications:

Commencez par faire frire l'échalote avec l'huile dans une poêle, puis faites-la sauter pendant 2 minutes.
Incorporer les ingrédients restants et bien mélanger
Couvrir le couvercle de la casserole et cuire 13 minutes à feu moyen.
Utilisez un mélangeur à main pour mélanger le mélange de poivrons jusqu'à consistance lisse

Servir frais et savourer.

<u>Valeurs nutritionnelles:</u>
* Énergie 199
* Matières grasses totales 17,4 g
* Cholestérol 47 mg
* Sodium 192 mg
* Glucides totaux 9,9 g
* Sucre 1,5 g
* Fibres 4,3 g
* Protéines 6,4 g

Sauce au cresson

Temps de préparation: Cinq minutes
Temps de cuisson: 12 minutes
Portions: 4
Ingrédients:
* 1 bouquet de cresson, pelé
* ¼ tasse de bouillon de poulet
* 1 tasse de tomate, coupée en dés
* 1 avocat, pelé, dénoyauté et coupé en dés
* 2 courgettes, coupées en cubes

<u>Les indications:</u>
Commencez par ajouter le cresson et tous les autres ingrédients dans une casserole.
Couvrir le couvercle de la casserole et cuire 10 minutes à feu moyen.
Servir frais et savourer.

<u>Valeurs nutritionnelles:</u>
* Énergie 279
* Matières grasses totales 4,8 g
* Cholestérol 45 mg
* Sodium 24 mg
* Total glucides 5,8 g
* Sucre 2,3 g
* Fibres 4,5 g
* Protéine 5 g

Morceaux de boeuf

Temps de préparation: 10 minutes
Temps de cuisson: 15 minutes
Portions: 4
Ingrédients:
* 1 cuillère à soupe de jus de citron vert
* 2 cuillères à soupe d'huile d'avocat
* 1 livre ragoût de bœuf, coupé en dés
* 2 gousses d'ail émincées
* 1 tasse de bouillon de boeuf

<u>Les indications:</u>
Commencez par ajouter l'huile et la viande dans une casserole, puis faites sauter pendant 5 minutes.
Incorporer les ingrédients restants et bien mélanger
Couvrir le couvercle de la casserole et cuire 30 minutes à feu moyen.
Servir frais et savourer.

<u>Valeurs nutritionnelles:</u>
* Calories 142
* Matières grasses totales 8,4 g
* Cholestérol 743 mg
* Sodium 346 mg
* Glucides totaux 3,4 g
* Sucre 1 g
* Fibres 0,8 g
* Protéines 4,1 g

Poivrons farcis au fromage

Temps de préparation: 10 minutes
Temps de cuisson: 15 minutes
Portions: 4
Ingrédients:
* 4 poivrons rouges, dessus coupés et épépinés
* 1/4 tasse de mozzarella, râpée
* 1 cuillère à soupe d'ail émincé
* 2 cuillères à café de jus de citron

•   1 tasse de pousses d'épinards, déchirées

Les indications:

Pour faire la garniture, mélangez tous les ingrédients dans un bol sauf les poivrons et l'eau.

Farcir les poivrons avec la garniture préparée.

Placer les poivrons dans un plat allant au four et cuire au four pendant 15 minutes à 375 degrés F.

Servez les poivrons et dégustez.

Valeurs nutritionnelles:

• Énergie 191
• Matières grasses totales 8,4 g
• Cholestérol 743 mg
• Sodium 226 mg
• Glucides totaux 7,1 g
• Sucre 0,1 g
• Fibres 1,4 g
• Protéines 6,3 g

Olives au persil tartiné

Temps de préparation: 10 minutes
Temps de cuisson: 10 minutes
Portions: 4
Ingrédients:
• 2 tasses d'olives noires, dénoyautées et coupées en deux
• 2 gousses d'ail émincées
• 1 cuillère à soupe de jus de citron
• 1 cuillère à soupe d'huile d'olive
• 1/4 tasse de bouillon de poulet
• Sel et poivre noir, au goût

Les indications:

Ajouter les olives noires, le bouillon de poulet et tous les autres ingrédients dans une casserole appropriée.

Couvrir le couvercle de la casserole et cuire 10 minutes à feu moyen.

Mélangez ce mélange à l'aide d'un mélangeur portable.

Servir frais et savourer.

Valeurs nutritionnelles:

• Calories 124
• Matières grasses totales 13,4 g
• Cholestérol 20 mg
• Sodium 136 mg
• Total glucides 6,4 g
• Sucre 2,1 g
• Fibres 4,8 g
• Protéines 4,2 g

Sauce aux champignons de base

Temps de préparation: 10 minutes
Temps de cuisson: 10 minutes
Portions: 4
Ingrédients:
• 1 lb de champignons blancs coupés en deux
• 1/4 tasse de bouillon de poulet
• 1 cuillère à soupe de basilic, haché
• 2 tomates coupées en dés
• 1 avocat, pelé, dénoyauté et coupé en cubes
• Sel et poivre noir, au goût

Les indications:

Ajouter les champignons et tous les autres ingrédients dans une casserole appropriée.

Couvrir le couvercle de la casserole et cuire 10 minutes à feu moyen.

Servir frais et savourer.

Valeurs nutritionnelles:

• Calories 104
• Matières grasses totales 3,7 g
• Cholestérol 33 mg
• Sodium 141 mg
• Total glucides 6,5 g
• Sucre 1,4 g

• Fibres 0,7 g
• Protéines 5,4 g

Crevettes aux bols de gombo

Temps de préparation: 10 minutes
Temps de cuisson: 12 minutes
Portions: 4
Ingrédients:
•1 livre. gombo, coupé
•1/2 livre crevettes pelées et développées
• 2 cuillères à soupe d'huile d'olive
• 1 tasse de purée de tomates, hachée
• 1 cuillère à soupe de coriandre hachée
• Sel et poivre noir, au goût

Les indications:
Ajouter les crevettes, le gombo et tous les
autres ingrédients dans une casserole
appropriée.
Couvrir le couvercle de la casserole et cuire
12 minutes à feu moyen.
Servir frais et savourer.
Valeurs nutritionnelles:
• Calories 134
• Matières grasses totales 21,4 g
• Cholestérol 244 mg
• Sodium 10 mg
• Glucides totaux 10,1 g
• Sucre 2,7 g
• Fibres 5,2 g
• Protéines 2,3 g

Tartinade de céleri au thym

Temps de préparation: 10 minutes
Temps de cuisson: 12 minutes
Portions: 4
Ingrédients:
• Aubergine hachée grossièrement
• 2 branches de céleri, hachées
• 2 cuillères à soupe d'huile d'olive
• 4 gousses d'ail émincées
• 1/2 tasse de calcium végétarien
• Sel et poivre noir, au goût

Les indications:
Ajouter l'huile, les branches de céleri et l'ail
dans une casserole, puis faire sauter pendant
2 minutes.
Mélanger les ingrédients restants et bien
mélanger
Couvrir le couvercle de la casserole et cuire
10 minutes à feu moyen.
Mélanger la tartinade à l'aide d'un mélangeur
à immersion jusqu'à
Servir frais et savourer.
Valeurs nutritionnelles:
• Calories 204
• Matières grasses totales 15,7 g
• Cholestérol 49 mg
• Sodium 141 mg
• Total glucides 12,6 g
• Sucre 3,4 g
• Fibres 1,5 g
• Protéines 6,3 g

Indivi épicé à la muscade

Temps de préparation: 10 minutes
Temps de cuisson: 10 minutes
Portions: 4
Ingrédients:
• 4 hymnes, coupés et coupés en deux
• Sel et poivre noir au goût
• 2 cuillères à soupe d'huile d'olive
• 1 cuillère à café de muscade, moulue
• 1 cuillère à soupe de ciboulette hachée

Les indications:
Mélanger les inives avec tous les autres
ingrédients dans un plat allant au four.

Cuire les impuissants pendant 5 minutes dans un four préchauffé à 350 degrés F. Servir frais et savourer.

Valeurs nutritionnelles:
• Calories 131
• Matières grasses totales 10,4 g
• Cholestérol 10 mg
• Sodium 106 mg
• Total glucides 9,1 g
• Sucre 0,5 g
• Fibres 3,4 g
• Protéines 2,3 g

Trempette concombre-yogourt
Temps de préparation: 15 minutes
Temps de cuisson: 0 minutes
Portions: 4
Ingrédients:
• 1 concombre, pelé et râpé
• 1 gousse d'ail émincée
• 2 cuillères à soupe d'aneth frais haché
• 1 cuillère à café de sel
• 1 tasse de yogourt nature à la noix de coco
• 2 cuillères à soupe de jus de citron fraîchement pressé
• 2 cuillères à soupe d'huile d'olive extra vierge
• 1 échalote, hachée

Les indications:
Mettez le concombre râpé dans un grand tamis pour égoutter.
Prenez un petit bol et mélangez l'ail, le sel, le yogourt, les oignons verts, l'aneth et le jus de citron.
Incorporer le concombre séché et porter dans un bol de service. Avant de servir, saupoudrez d'huile d'olive.

Valeurs nutritionnelles:
• Glucides: 7,5 g
• Protéine: 1,1 g
• Matières grasses totales: 9,3 g
• Calories: 105
• Cholestérol: 0,0 mg
• Fibre: 3,4 g

Trempette aux haricots blancs
Temps de préparation: 15 minutes
Temps de cuisson: 15 minutes
Portions: 4
Ingrédients:
• 1 boîte de haricots blancs
• 1 cuillère à soupe de tahini ou de beurre d'amande
• 1/4 tasse d'olives vertes dénoyautées, hachées
• 1 gousse d'ail
• 1 cuillère à soupe de persil frais haché
• 1/4 cuillère à café de sel
• 2 cuillères à soupe de jus de citron fraîchement pressé
• 3 cuillères à soupe d'huile d'olive extra vierge

Les indications:
Prenez un robot culinaire et mélangez les haricots blancs, l'ail et le tahini. Avec la machine en mode basse consommation, ajoutez soigneusement l'huile d'olive en un mince filet régulier.
Ajouter le persil, les olives et le sel. Pulse pour combiner. Versez le jus de citron.
Apportez dans un bol de service et servez avec des crudités

Valeurs nutritionnelles:
• Glucides: 26g
• Protéine: 9,6 g
• Matières grasses totales: 14,2 g
• Calories: 240
• Cholestérol: 0,0 mg
• Fibre: 6,8 g

Purée d'avocat avec tranches de jicama

Temps de préparation: 15 minutes
Temps de cuisson: 0 minutes
Portions: 4
Ingrédients:
• 2 avocats mûrs, dénoyautés
• 1 échalote, tranchée
• 2 cuillères à soupe de coriandre fraîche hachée
• 1/2 cuillère à café de curcuma moulu
• Jus de 1/2 citron
• 1 cuillère à café de sel
• 1/4 cuillère à café de poivre noir fraîchement moulu
• 1 jicama, pelé et coupé en tranches de 1/4 po d'épaisseur

Les indications:

Prenez un petit bol et mélangez l'avocat, le curcuma, l'oignon vert, la coriandre, le jus de citron, le sel et le poivre.
Écrasez les ingrédients ensemble jusqu'à homogénéité et à nouveau un peu en morceaux. Servir avec des tranches de jicama.

Valeurs nutritionnelles:

• Glucides: 25g
• Protéine: 3,1 g
• Matières grasses totales: 20,2 g
• Énergie: 271
• Cholestérol: 0,0 mg
• Fibre: 15,5 g

Trempette crémeuse au brocoli

Temps de préparation: 20 minutes
Temps de cuisson: 5 minutes
Portions: 4
Ingrédients:
• 1 tasse de fleurons de brocoli
• 1 gousse d'ail
• 1/2 avocat
• 1 cuillère à soupe de jus de citron fraîchement pressé
• 1 cuillère à café de sel
• 3/4 tasse de yogourt aux amandes non sucré ou de yogourt à la noix de coco
• 1/2 cuillère à café d'aneth séché
• 1 pincée de flocons de piment rouge
• 1 échalote, hachée grossièrement

Les indications:

Versez deux pouces d'eau dans une casserole, placez-la sur feu moyen et réglez un panier vapeur. Placez le brocoli sur le panier vapeur, couvrez-le et laissez-le cuire à la vapeur pendant cinq minutes ou jusqu'à ce que le brocoli prenne une teinte vert vif. Retirez la casserole du feu et égouttez le brocoli. Prenez un robot culinaire et ajoutez l'ail, l'avocat, l'aneth, l'échalote, le yogourt, le jus de citron, le sel et les flocons de piment rouge.
Pulser plusieurs fois jusqu'à ce que le mélange semble haché. Ajouter le brocoli et mélanger jusqu'à ce qu'il soit bien mélangé mais pas entièrement écrasé.
Servir avec des chips de patates douces ou des légumes frais hachés comme les carottes et le céleri.

Valeurs nutritionnelles:

• Glucides: 8g
• Protéine: 1g
• Matières grasses totales: 7,4 g
• Calories: 83
• Cholestérol: 0,0 mg
• Fibre: 4,6 g
• Sodium: 629 mg

Wraps à la truite fumée et à la mangue

Temps de préparation: 15 minutes
Temps de cuisson: 0 minutes
Portions: 4
Ingrédients:
• 4 onces de truite fumée, divisées
• 1 tasse de mangue hachée, fendue
• 4 grandes feuilles de laitue verte, tiges épaisses enlevées
• 1 échalote, tranchée, divisée
• 2 cuillères à soupe de jus de citron fraîchement pressé, divisé

Les indications:

Trouvez une surface plane et placez-y les feuilles de laitue. Placez les morceaux de truite et de mangue sur chaque feuille de la même manière.
Saupoudrer d'échalotes et saupoudrer de jus de citron. Enveloppez les feuilles de laitue façon burrito et placez-les côté couture sur un plat de service

Valeurs nutritionnelles:

• Glucides: 14g
• Protéine: 9,2 g
• Matières grasses totales: 3,7 g
• Calories: 109
• Cholestérol: 0,0 mg
• Fibre: 3,5 g
• Sodium: 53 mg

Chou frites

Temps de préparation: 15 minutes
Temps de cuisson: 20 minutes
Portions: 4
Ingrédients:
• 1 bouquet de chou, soigneusement lavé et séché, côtes détachées et coupées en lanières de 2 pouces

• 2 cuillères à soupe d'huile d'olive extra vierge
• 1 cuillère à café de sel de mer

Les indications:

Allumez le four et chauffez-le à 275 degrés F.Dans un grand bol, mélanger à mains nues le chou frisé et l'huile d'olive jusqu'à ce que le chou soit constamment enduit d'huile.
Mettez le chou dans une casserole, étalez-le en une seule couche: saupoudrez de sel de mer.
Faites cuire dans les 20 minutes.
Tournez le côté des chips à la moitié du processus de mise en banque, de sorte que les deux côtés atteignent le crunch.
Refroidissez un peu les chips avant de servir.

Valeurs nutritionnelles:

• Glucides: 8g
• Protéine: 2,7 g
• Matières grasses totales: 7,4 g
• Calories: 94
• Cholestérol: 0,0 mg
• Fibre: 1,1 g
• Sodium: 498 mg

Bâtonnets de courgettes fumées à la dinde enveloppés

Temps de préparation: 10 minutes
Temps de cuisson: 0 minutes
Portions: 4
Ingrédients:
• 8 dinde fumée finement tranchée
• 1 tasse de roquette emballée, divisée
• Pincez le sel
• 2 courgettes, coupées en quartiers dans le sens de la longueur

Les indications:

Placez une seule tranche de dinde fumée sur une surface de travail active. Garnir d'un bâton de courgette, d'une quatrième tasse de roquette et de sel en poudre.

Enroulez la dinde sur tous les légumes et placez-la sur une assiette de service avec le côté de l'assiette vers le bas.

Répétez pour les ingrédients restants.

Couvrir et réfrigérer jusqu'au moment de servir.

Valeurs nutritionnelles:

• Glucides: 7g
• Protéines: 21,7 g
• Matières grasses totales: 3,6 g
• Énergie: 138
• Cholestérol: 0,0 mg
• Fibres: 1,2 g
• Sodium: 1451 mg

Pois chiches croustillants

Temps de préparation: 10 minutes
Temps de cuisson: 35 minutes
Portions: 1
Ingrédients:
• 1 boîte de pois chiches (15 onces)
• 1/2 cuillère à café de cumin moulu
• 1/2 cuillère à café de curcuma moulu
• 1/2 cuillère à café de chipotle en poudre
• 1 cuillère à café de sel
• 1/4 cuillère à café d'ail en poudre
• 1/2 cuillère à café d'oignon en poudre
• 2 cuillères à soupe d'huile d'olive extra vierge

Les indications:

Nourrissez le four et chauffez-le à 375 ° F.
Séchez les pois chiches égouttés avec une serviette en papier.
Mélangez le sel, la poudre de chipotle, la poudre d'oignon, le cumin, le curcuma et la poudre d'ail dans un petit bol.
Prenez un bol moyen et mélangez les pois chiches séchés et l'huile d'olive. Mélangez

doucement les pois chiches à placer sur une couche d'huile.

Saupoudrez le mélange de sel sur les pois chiches. Mélanger la combinaison jusqu'à ce qu'elle soit uniformément recouverte.

Prenez une grande plaque à pâtisserie, soulevez les hanches (pour éviter que les pois chiches ne tombent de la plaque) et étalez les pois chiches sur toute la couche.

Étalez le papier d'aluminium dans le four préchauffé et faites cuire au four pendant trente à quarante minutes, en remuant entre les deux, ou jusqu'à ce que les pois chiches soient secs et croustillants. Laisser refroidir complètement avant de manger.

Valeurs nutritionnelles:

• Glucides: 19g
• Protéine: 8,6 g
• Matières grasses totales: 10,4 g
• Énergie: 193
• Cholestérol: 0,0 mg
• Fibres 5,7g
• Sodium: 594 mg

Chips de pommes de terre douces

Temps de préparation: 20 minutes
Temps de cuisson: 2 heures
Portions: 6
Ingrédients:
• 3 cuillères à soupe d'huile d'olive extra vierge
• 1 cuillère à café de sel de mer
• 2 grosses patates douces tranchées finement

Les indications:

Allumez le four et chauffez-le à 250 ° F.
Placez la grille au centre du four.
Prenez un grand bol et déposez les tranches de patate douce avec l'huile d'olive. Disposer

les tranches individuellement sur 2 plaques à pâtisserie: saupoudrer de sel marin.

Placer les feuilles dans le four préchauffé et cuire environ deux heures; assurez-vous de faire tourner les moules et de retourner les copeaux après 45 à 60 minutes.

Dès que les frites deviennent brun clair et deviennent croustillantes, retirez-les du four. Certains peuvent être un peu mordus, mais encore une fois, ils deviennent croquants en commençant à refroidir.

Laisser refroidir les copeaux une dizaine de minutes avant de servir. Sers immédiatement. Les chips sont à nouveau mordues après quelques heures.

Valeurs nutritionnelles:

• Glucides: 43g
• Protéine: 2,7 g
• Matières grasses totales: 11,1 g
• Énergie: 268
• Cholestérol: 0,0 mg
• Fibre: 6,5 g
• Sodium: 483 mg

Mini muffin collation

Temps de préparation: 20 minutes
Temps de cuisson: 15 minutes
Portions: 25
Ingrédients:
• 1/4 tasse d'huile d'olive extra vierge
• 1 tasse de farine de riz brun
• 1 tasse de citrouille en conserve
• 1/4 cuillère à soupe d'huile d'olive pour le graissage
• 1 cuillère à soupe de levure chimique
• 1/2 cuillère à café de sel
• 1 cuillère à café de cannelle moulue
• 4 œufs
• 1 tasse de farine d'amande
• 1 tasse de carotte râpée

Les indications:

Allumez le four et chauffez-le à 375 ° F.

À l'aide d'un petit pinceau, tapisser un mini pot à muffins avec des moules à cupcakes ou un peu d'huile d'olive.

Prenez un bol moyen et mélangez la farine d'amande, la poudre à pâte, la farine de riz brun, le sel et la cannelle.

Ajouter la carotte, les œufs, la citrouille et l'huile d'olive. Remuez jusqu'à ce que tout se mélange correctement.

Recueillir la pâte dans chaque moule à muffins, en la remplissant tous les trois quarts seulement.

Placez le moule dans le four préchauffé et faites cuire au four pendant quinze minutes, ou jusqu'à ce que les muffins soient légèrement dorés.

Retirer du four et laisser refroidir pendant dix minutes avant de retirer les muffins du moule.

Valeurs nutritionnelles:

• Glucides: 8g
• Protéine: 2,4 g
• Matières grasses totales: 4,7 g
• Calories: 66
• Cholestérol: 0,0 mg
• Fibres: 1,3 g
• Sodium: 67 mg

Chia - Glace aux fraises

Temps de préparation: 5 heures
Temps de cuisson: 0 minutes
Portions: 6
Ingrédients:
• 2 tasses de fraises surgelées non sucrées, décongelées
• 1 boîte (15 onces) de lait de coco
• 1 cuillère à soupe de graines de chia
• 1 cuillère à soupe de jus de citron fraîchement pressé

• 1 cuillère à café d'extrait de vanille

Les indications:

Disposez six moules à glace ou préparez selon les directives du fabricant.

Prenez un bol moyen et mélangez les graines de chia, les fraises, le jus de citron, le lait de coco et la vanille.

Laisser reposer le mélange pendant cinq minutes pour que les graines de chia épaississent légèrement.

Répartissez constamment le mélange entre les moules. Placez un bâtonnet de glace dans chaque moule. Congelez les pops pendant environ cinq heures ou toute la nuit. Servir.

Valeurs nutritionnelles:

• Glucides: 10g
• Protéine: 2,7 g
• Matières grasses totales: 17,5 g
• Calories: 188
• Cholestérol: 0,0 mg
• Fibre: 3,2 g
• Sodium: 12 mg

Frites au brocoli et au sésame

Temps de préparation: 10 minutes
Temps de cuisson: 8 minutes
Portions: 4
Ingrédients:
• 2 cuillères à soupe d'huile d'olive extra vierge
• 4 tasses de fleurons de brocoli
• 2 cuillères à soupe de graines de sésame grillées
• 1 cuillère à soupe de gingembre frais râpé
• Cuillère à café de sel de mer
• 1 cuillère à café d'huile de sésame
• 2 gousses d'ail émincées

Les indications:

Chauffer l'huile d'olive et l'huile de sésame dans une poêle antiadhésive à feu moyen jusqu'à ce qu'elles commencent à briller.

Ajoutez maintenant le brocoli, le gingembre et le sel. Cuire dans les 7 minutes, en remuant fréquemment, jusqu'à ce que le brocoli commence à prendre une teinte brune.

Ajoutez l'ail. Cuire trente secondes en remuant constamment.

Retirer le feu et incorporer les graines de sésame.

Valeurs nutritionnelles:

• Glucides: 10,1 g
• Protéine: 4,6 g
• Matières grasses totales: 11,5 g
• Calories: 135
• Cholestérol: 0,0 mg
• Fibre: 3g
• Sodium: 149 mg

Pâté à l'aneth et au saumon

Temps de préparation: 15 minutes
Temps de cuisson: 0 minutes
Portions: 4
Ingrédients:
• six onces de saumon cuit, les os et la peau enlevés
• 1 cuillère à soupe d'aneth frais haché
• 1/2 cuillère à café de sel de mer
• 1/4 tasse de crème épaisse (fouet)

Les indications:

Prenez un mixeur ou un robot culinaire (ou un grand bol utilisant un mixeur à la place), mélangez le zeste de citron, le saumon, la crème épaisse, l'aneth et le sel.

Mélangez jusqu'à ce que vous atteigniez la bonne consistance pour le smoothie.

Valeurs nutritionnelles:
- Glucides: 0,4 g
- Protéines; 25,8 g
- Matières grasses totales: 12g
- Énergie: 199
- Cholestérol: 0,0 mg
- Fibres: 0,8 g
- Sodium: 296 mg

Pois chiches - Houmous à l'ail

Temps de préparation: 6 minutes
Temps de cuisson: 0 minutes
Portions: 6
Ingrédients:
- 3 gousses d'ail émincées
- 2 cuillères à Tahini
- 1 dentelle de pois chiches, égouttée
- 2 cuillères à soupe d'huile d'olive extra vierge
- jus de 1 citron
- 1/2 cuillère à café de sel de mer
- paprika, pour la garniture

Les indications:
Mélangez l'ail, le tahini, l'huile d'olive, les pois chiches, le jus de citron et le sel dans un mixeur.
Mélangez jusqu'à ce que vous atteigniez la bonne consistance pour la collation. Décorez comme vous le souhaitez.

Valeurs nutritionnelles:
- Glucides: 20,2 g
- Protéine: 7,3 g
- Matières grasses totales: 10,2g
- Énergie: 179

- Cholestérol: 0,0 mg
- Fibre: 6g
- Sodium: 172 mg

Pommes sautées, gingembre et cannelle

Temps de préparation: 10 minutes
Temps de cuisson: 10 minutes
Portions: 4
Ingrédients:
- 2 cuillères à soupe d'huile de coco
- 3 pommes, pelées et tranchées
- 1 cuillère à café de cannelle moulue
- 1 stevia par paquet
- 1 cuillère à soupe de gingembre frais râpé
- pincée de sel de mer

Les indications:
Chauffer l'huile de coco dans une poêle antiadhésive à feu moyen. Ajouter les pommes, la cannelle, le gingembre, la stevia et le sel. Cuire de sept à dix minutes, en remuant entre les deux jusqu'à ce que les pommes soient molles.

Valeurs nutritionnelles:
- Glucides: 25,1 g
- Protéine: 0,7 g
- Matières grasses totales: 7,6 g
- Énergie: 151
- Cholestérol: 0,0 mg
- Fibre: 5,5 g
- Sodium: 61 mg

CHAPITRE 13

Collations et accompagnements 2

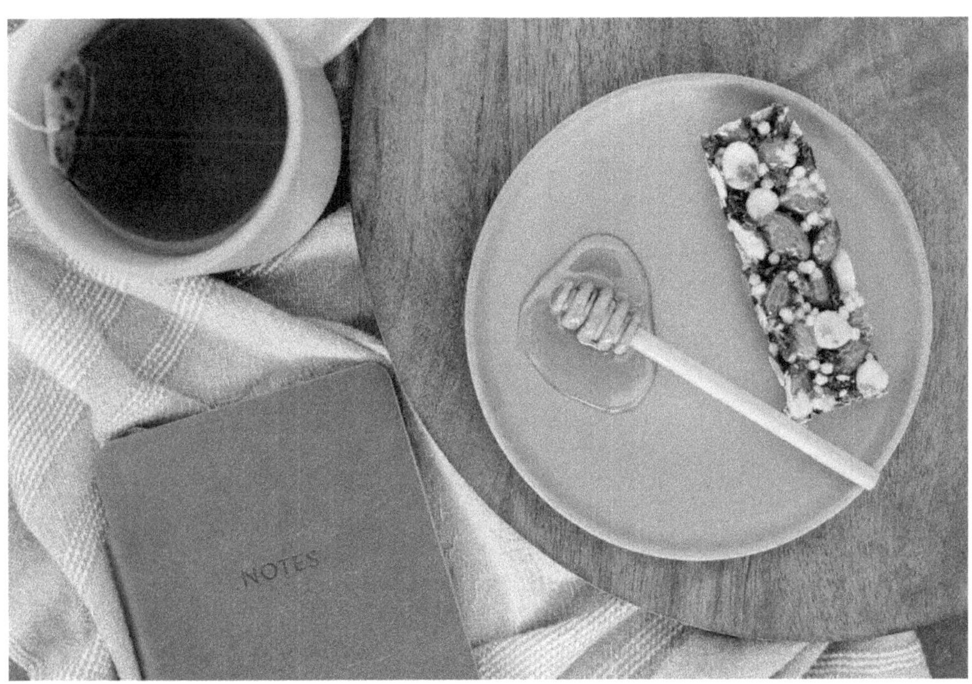

Barres au curcuma

Temps de préparation: 2 heures et 5 minutes
Temps de cuisson: 10 minutes
Portions: 6
Ingrédients:
• 1 tasse de noix de coco râpée
• 10 dattes dénoyautées
• 1 cuillère à soupe d'huile de coco
• 1 cuillère à café de cannelle

• 1 1/4 tasse de beurre de noix de coco
• 1 1/2 cuillère à café de poudre de curcuma
• 2 cuillères à café de miel
• 1/8 cuillère à café de poivre noir

<u>Les indications:</u>
Préparez une plaque à pâtisserie et tapissez
de papier sulfurisé.

Placez la noix de coco et les dattes dans un robot culinaire et mélangez bien. Ajoutez l'huile de coco et la cannelle.

Presser la pâte au fond de la casserole et réfrigérer 2 heures.

Préparez la garniture en faisant fondre le beurre de coco au bain-marie. Incorporer la poudre de curcuma et le miel.

Versez le mélange dans la casserole avec la croûte.

Refroidir dans les 2 heures.

Valeurs nutritionnelles:

• Calories 410
• Matières grasses totales 41g
• Total glucides 13g
• Protéine 1g
• Sucre: 11g
• Fibre: 2g
• Sodium: 208 mg
• Potassium 347 mg

Gomme de curcuma

Temps de préparation: 4 heures
Temps de cuisson: 10 minutes
Portions: 6
Ingrédients:
• 1 cuillère à café de curcuma moulu
• 6 cuillères à soupe de sirop d'érable
• 8 cuillères à soupe de poudre de gélatine non enflammée
• 3 1/2 tasses d'eau

Les indications:

Dans une casserole, mélanger l'eau, le curcuma et le sirop d'érable.

Porter à ébullition pendant 5 minutes.

Retirer du feu et saupoudrer de gélatine en poudre. Remuer pour hydrater la gélatine.

Allumez le feu et portez à ébullition jusqu'à ce que la gélatine soit complètement dissoute.

Versez le mélange dans un plat et laissez refroidir le mélange au réfrigérateur pendant au moins 4 heures.

Une fois pris, trancher en petits carrés.

Valeurs nutritionnelles:

• Calories 68
• Matières grasses totales 0,03 g
• Glucides totaux 17g,
• Protéine 0,2g
• Sucre: 15g
• Fibre: 0,1 g
• Sodium: 19 mg
• Potassium 53 mg

Noix mélangées épicées au gingembre

Temps de préparation: 5 minutes
Temps de cuisson: 40 minutes
Portions: 4
Ingrédients:
• 2 gros blancs d'œufs élevés au pâturage
• 2 tasses de noix mélangées (amande crue, graines de citrouille, noix de cajou, etc.)
• 1 cuillère à café de gingembre râpé
• 1/2 cuillère à café de sel

Les indications:

Préchauffez le four à 2500F.

Battez les blancs d'œufs jusqu'à ce qu'ils soient mousseux. Ajouter le gingembre et le sel.

Ajouter les noix mélangées au mélange d'œufs. Mélangez pour tout enrober.

Répartir les noix uniformément sur la poêle.

Cuire au four pendant 40 minutes.

Laisser refroidir et durcir le mélange.

Couper en morceaux, puis réfrigérer jusqu'au moment de la consommation

Valeurs nutritionnelles:

• Énergie 423
• Matières grasses totales 36g

- Total glucides 16g
- Protéine 17g
- Sucre: 3g
- Fibre: 9g
- Sodium: 28 mg
- Potassium 553 mg

Rouleaux de thon épicés

Temps de préparation: 10 minutes
Temps de cuisson: 0 minutes
Portions: 6
Ingrédients:
- 1 concombre moyen
- 1 boîte d'albacore sauvage
- 2 tranches d'avocat, coupées en dés
- 1/8 cuillère à café de sel
- 1/8 cuillère à café de poivre

Les indications:

Trancher finement le concombre dans le sens de la longueur.
Mélanger le thon et l'avocat dans un bol - assaisonner de sel et de poivre au goût.
Verser le mélange de thon et d'avocat et répartir uniformément sur les tranches de concombre.
Roulez les tranches de concombre et fixez les extrémités avec des cure-dents.
Laisser refroidir avant de servir.

Valeurs nutritionnelles:
- Énergie 135
- Matières grasses totales 10g
- Glucides totaux 6g
- 7g de protéines
- Sucre: 0,9 g
- Fibre: 5g
- Sodium: 73 mg
- Potassium 420 mg

Veggie Burrito

Temps de préparation: 10 minutes
Temps de cuisson: 5 minutes
Portions: 2
Ingrédients:
- 4 verts à collier moyen, tiges coupées
- 1 cuillère à café d'huile d'avocat
- 1/3 tasse de poivron, coupé en julienne
- 1/3 tasse de tomates hachées
- 1/3 tasse d'oignons rouges, tranchés finement
- 1/4 tasse de viande d'avocat
- 1 tasse de quinoa cuit
- 1/4 tasse de feuilles de coriandre, hachées
- 1/4 cuillère à café de sel

Les indications:

Faites bouillir l'eau et blanchissez les légumes verts à collier. Mettre de côté.
Chauffer l'huile d'avocat à feu moyen dans une poêle et faire revenir le poivron 1 minute. Mettre de côté.
Assemblez le burrito en plaçant les verts à collier blanchis sur une surface plane.
Centrez le poivron, les tomates, les oignons, la viande d'avocat et le quinoa. Ajoutez les feuilles de coriandre.
Rouler les verts à collier pour faire un burrito.

Valeurs nutritionnelles:
- Énergie 175
- Matières grasses totales 7g
- Glucides totaux 25g
- Glucides nets 20g
- 5g de protéines
- Sucre: 3g
- Fibre: 5g
- Sodium: 11 mg
- Potassium 372 mg

Choux épicés

Temps de préparation: 10 minutes
Temps de cuisson: 20 minutes
Portions: 4
Ingrédients:
• 1 bouquet de chou frisé, rincé
• 1/4 cuillère à café de poivre de Cayenne moulu
• 1/8 cuillère à café d'ail en poudre
• huile de pulvérisation pour le graissage
• 1/4 cuillère à café de sel
• 1/8 cuillère à café de poivre noir

Les indications:

Préchauffez le four à 3000F.
Sécher le chou pour éliminer l'eau.
Déchirez les feuilles de chou en morceaux, puis placez-les sur une plaque à pâtisserie tapissée de papier d'aluminium.
Arroser d'huile de cuisson et arroser d'ail en poudre, d'assaisonnement et de poivre noir.
Faites cuire dans les 20 minutes. Servir.

Valeurs nutritionnelles:

• Calories 5
• Matières grasses totales 0,08 g
• Glucides totaux 1g
• Protéine 0.4g
• Sucre: 0,3 g
• Fibres: 0,3 g
• Sodium: 3 mg
• Potassium 50 mg

Barres dano au gingembre

Temps de préparation: 10 minutes
Temps de cuisson: 20 minutes
Portions: 8
Ingrédients:
• 1 1/2 tasse d'amande, trempée dans l'eau pendant une nuit, puis égouttée
• 3/4 tasse de dattes dénoyautées
• 1/4 tasse de lait d'amande
• 1 cuillère à café de gingembre moulu

Les indications:

Préchauffez le four à 3500F.
Mettez l'amande dans un robot culinaire.
Pulsation pour former une pâte épaisse.
Presser la pâte dans une plaque à pâtisserie tapissée de papier sulfurisé. Mettre de côté.
Pour le mélange de dattes, mélanger le reste des ingrédients dans un robot culinaire.
Pulsation jusqu'à consistance lisse.
Versez le mélange de dattes sur la croûte d'amande. Cuire au four pendant 20 minutes.
Laisser refroidir avant l'affection.

Valeurs nutritionnelles:

• Calories 45
• Matières grasses totales 0,3 g
• Glucides totaux 11g
• Protéine 0,5 g
• Sucre: 9g
• Fibre: 1g
• Sodium: 6 mg
• Potassium 101 mg

Jus d'orange à la vanille et au curcuma

Temps de préparation: 2 heures
Temps de cuisson: 0 minutes
Portions: 2
Ingrédients:
• 3 oranges, pelées et coupées en quartiers
• 1 tasse de lait d'amande, non sucré
• 1 cuillère à café d'extrait de vanille
• 1/2 cuillère à café de cannelle
• 1/4 cuillère à café de curcuma
• une pincée de poivre

Les indications:

Mettez tous les ingrédients dans un mixeur.
Pulsation jusqu'à consistance lisse.

Mettre dans des verres, puis réfrigérer au réfrigérateur avant de servir.

Valeurs nutritionnelles:
• Calories 188
• Matières grasses totales 5g
• Total glucides 33g
• 5g de protéines
• Sucre: 27g
• Fibre: 6g
• Sodium: 53 mg

Gelée de gingembre à l'hibiscus

Temps de préparation: 2 heures
Temps de cuisson: 20 minutes
Portions: 5
Ingrédients:
• 3 cuillères à soupe de fleur d'hibiscus séchée
• 1 1/2 cuillère à soupe de miel
• 1 cuillère à café de jus de gingembre
• 2 cuillères à soupe de gélatine en poudre
• 1 tasse d'eau

Les indications:
Faites bouillir l'eau, retirez, puis ajoutez les fleurs d'hibiscus. Laisser infuser 5 minutes.
Retirez les fleurs et jetez-les. Faites chauffer le liquide et ajoutez le miel, le gingembre et la gélatine.
Laissez la gélatine se dissoudre. Versez le mélange dans une casserole.
Laisser reposer et refroidir. Tranchez la gélatine une fois qu'elle a durci.

Valeurs nutritionnelles:
• Calories 27
• Matières grasses totales 0,06 g
• Glucides totaux 7g
• Protéine 0,2g
• Sucre: 7g
• Fibre: 0g

Pépites de curcuma

Temps de préparation: 15 minutes
Temps de cuisson: 25 minutes
Portions: 4
Ingrédients:
• 2 tasses de fleurons de chou-fleur
• 2 tasses de fleurons de brocoli
• 1 tasse de carottes, hachées
• 1 cuillère à café d'ail émincé
• 1/2 cuillère à café de curcuma moulu
• 1/2 tasse de farine d'amande
• 2 œufs, élevés au pâturage
• 1/4 cuillère à café de sel
• 1/4 cuillère à café de poivre noir

Les indications:
Préchauffer le four à 4000F et tapisser une plaque à pâtisserie de papier sulfurisé.
Pulser toutes les fixations dans un robot culinaire jusqu'à consistance lisse.
Recueillez une cuillère à soupe du mélange et placez-la sur la casserole.
Cuire au four pendant 25 minutes.

Valeurs nutritionnelles:
• Calories 97
• Matières grasses totales 5g
• Glucides totaux 7g
• 7g de protéines
• Sucre: 3g
• Fibre: 3g

Muffins à la farine de noix de coco

Temps de préparation: 10 minutes
Temps de cuisson: 25 minutes
Portions: 6
Ingrédients:
• 6 gros œufs, élevés au pâturage
• 1/2 tasse de lait de coco non sucré
• 1/3 tasse de sirop d'érable
• 1 cuillère à café d'extrait de vanille

• 3/4 tasse + 2 cuillères à soupe de farine de noix de coco
• 1/2 cuillère à café de bicarbonate de soude
• 2 cuillère à café de poudre de curcuma
• 1/2 cuillère à café de gingembre moulu
• sel et poivre au goût

Les indications:

Préchauffez le four à 3500F.

Mélanger les œufs, le lait, le sirop d'érable et la vanille dans un bol.

Dans un autre bol, tamiser la farine de noix de coco, le bicarbonate de soude, le curcuma et le gingembre en poudre, assaisonner de sel et de poivre au goût.

Versez les attaches humides dans les attaches sèches jusqu'à ce qu'elles soient bien combinées.

Verser dans les boîtes de muffins préparées. Faites cuire dans les 25 minutes. Servir.

Valeurs nutritionnelles:

• Énergie 157
• Matières grasses totales 9g
• Glucides totaux 15g
• Protéine 3g
• Sucre: 12g
• Fibre: 1g

Bouchées d'énergie dorée sans cuisson

Temps de préparation: 60 minutes
Temps de cuisson: 0 minutes
Portions: 16
Ingrédients:
• 1 tasse de beurre d'amande
• 3/4 tasse de flocons de noix de coco, non sucrés
• 6 cuillères à soupe de poudre de protéines
• 1 cuillère à café d'huile de coco
• 1/2 cuillère à café de sirop d'érable
• 2 cuillères à café de curcuma

Les indications:

Combinez toutes les fixations jusqu'à ce qu'une pâte épaisse se forme dans un bol. Placez la pâte dans une casserole tapissée de papier sulfurisé et étalez-la uniformément. Détendez-vous dans l'heure pour s'installer. Retirer, puis couper en 16 morceaux.

Valeurs nutritionnelles:

• Calories 376
• Matières grasses totales 36g
• Graisses saturées 5g
• Total glucides 9g
• Protéine 6g
• Sucre: 5g
• Fibre: 2g

Barres banane et gingembre

Temps de préparation: 10 minutes
Temps de cuisson: 40 minutes
Portions: 5
Ingrédients:
• 2 grosses bananes mûres, pelées et écrasées
• 1 tasse de farine de noix de coco
• 1/3 tasse d'huile de coco
• 1/3 tasse de miel cru
• 6 œufs, élevés au pâturage
• 1 cuillère à soupe de gingembre frais râpé
• 2 cuillères à café de cannelle moulue
• 1 cuillère à café de poudre de cardamome moulue
• 1 cuillère à café de bicarbonate de soude
• 2 cuillères à café de vinaigre de cidre de pomme

Les indications:

Préchauffez le four à 3500F. Graisser une plaque à pâtisserie.

Mélanger les bananes, la farine de noix de coco, l'huile de noix de coco, le miel, les œufs, le gingembre, la cannelle et la

cardamome dans un robot culinaire. Pulsation jusqu'à consistance lisse.
Mettez le bicarbonate de soude et le vinaigre de cidre de pomme en dernier et mélangez rapidement.
Versez dans la casserole préparée. Faites cuire dans les 40 minutes. Laisser refroidir avant l'affection.

Valeurs nutritionnelles:

• Énergie 364
• Matières grasses totales 26g
• Total glucides 23g
• Protéine 12g
• Sucre: 20g
• Fibre: 1g

Gummies Kombucha

Temps de préparation: 3 heures
Temps de cuisson: 10 minutes
Portions: 5
Ingrédients:
• 1 cuillère à café de gingembre râpé
• 1 1/2 tasse de kombucha nature
• 1/2 tasse de jus de pamplemousse
• 1 cuillère à soupe de zeste de pamplemousse
• 6 cuillères à soupe de miel
• 1/3 tasse de gélatine en poudre

Les indications:

Alignez le fond d'une casserole en verre avec une pellicule plastique. Mettre de côté.
Dans une casserole, ajoutez le gingembre et une tasse d'eau. Porter à ébullition pendant 5 minutes. Égoutter et conserver le gingembre râpé.
Dans une autre casserole, mélanger le kombucha, le jus de pamplemousse, le zeste et le miel. Saupoudrer de gélatine en poudre et laisser hydrater pendant 5 minutes.

Allumez le feu et portez à ébullition jusqu'à ce que la gélatine se dissolve. Ajoutez le gingembre râpé.
Versez le verre préparé dans le mélange et laissez refroidir pendant 3 heures jusqu'à ce que la gelée soit prise.
Couper en petits carrés.

Valeurs nutritionnelles:

• Calories 99
• Matières grasses totales 0,03 g
• Total glucides 26g
• Protéine 0.4g
• Sucre: 26g
• Fibre: 0,1 g

Barres protéinées au café cacao

Temps de préparation: 10 minutes
Temps de cuisson: 0 minutes
Portions: 6
Ingrédients:
• 2 tasses de noix mélangées (amande, noix de pécan, noix de cajou et noix
• 1 tasse de poudre de protéine de blanc d'oeuf
• 1/4 tasse de cacao en poudre
• 3 cuillères à soupe de café moulu
• 18 grosses dattes Medjool, dénoyautées
• 1/4 tasse d'éclats de cacao cru
• 5 cuillères à soupe d'eau

Les indications:

Tapisser une plaque à pâtisserie de papier sulfurisé. Mettre de côté
Dans un robot culinaire, mélangez les noix, les protéines en poudre, le cacao en poudre et le café moulu.
Ajouter les dattes dénoyautées et traiter jusqu'à ce que de fines miettes se forment.
S'il est sec, ajoutez une cuillère à soupe d'eau jusqu'à ce qu'il forme une pâte collante.

Mettre dans un bol et mélanger les éclats de cacao. Étalez la pâte dans la poêle. Refroidissez dans les 30 minutes avant l'affection.

<u>Valeurs nutritionnelles:</u>
• Énergie 493
• Matières grasses totales 25g
• Glucides totaux 67g
• Protéine 12g
• Sucre: 50g
• Fibre: 12g

Conclusion

Un régime anti-inflammatoire peut être difficile. Il existe de nombreuses règles à suivre, des aliments à éviter et des conseils à suivre. C'est pourtant ce qui fait son succès! Cela vous aide à vous débarrasser des mauvais aliments et vous assure de donner à votre corps les bonnes choses; le tout dans l'espoir de réduire l'inflammation et les effets néfastes sur la santé de votre corps. En tant que débutant, vous pouvez être un peu confus quant à la façon de commencer avec ce plan de régime. Mais ne laissez pas cela vous arrêter! Vous trouverez ci-dessous des conseils pour vous aider à tirer le meilleur parti de votre régime anti-inflammatoire!

Trouvez un ami pour suivre un régime avec vous

Il vous viendra à l'esprit quand il sera temps de commencer le régime anti-inflammatoire si vous pouvez trouver un ami qui est prêt à le faire avec vous. Faire ce plan de régime, ou tout autre type de régime, seul, peut être ennuyeux et sans intérêt. Lorsque vous remarquez que certaines personnes autour de vous mangent et s'amusent et ne se concentrent pas uniquement sur la consommation de certains aliments, il est difficile de suivre ce régime. Et si vous étiez récemment une personne malsaine qui n'a pas bien mangé et n'a pas fait d'exercice du tout, cela deviendra encore plus difficile.

Avoir un ami qui peut travailler avec vous à ce sujet et qui vous gardera sur la bonne voie fera une grande différence. Vous pouvez à la fois partager des recettes, parler de choses lorsque cela vous semble difficile et vous fournir le soutien dont vous avez besoin pour vous sentir mieux.

Cherchez de bonnes recettes

Lorsque vous regardez le régime anti-inflammatoire, vous voyez probablement beaucoup d'informations sur les aliments que vous devez éviter. La liste semblera longue et effrayante, et votre esprit peut être vide sur les idées de repas à préparer avec ce que vous avez.

Il existe de nombreux bons repas et aliments que vous pouvez apprécier lorsque vous suivez ce régime. Mais comme notre esprit se concentrera davantage sur les aliments que nous ne sommes pas autorisés à avoir, plutôt que sur tous les bons aliments que nous pouvons déguster, nous perdrons notre concentration, nous paniquerons et aurons des problèmes.

Trouver de bonnes recettes, comme celles que vous découvrirez dans ce guide, fera une grande différence. Ceux-ci peuvent vous aider à choisir les délicieux repas dont vous avez besoin pour rester en bonne santé et vous sentir mieux dans le processus. Jetez un œil au plan de repas et aux recettes que nous avons à la fin de ce livre et découvrez pourquoi suivre ce plan de régime sera si délicieux et beaucoup plus facile que vous n'auriez pu l'imaginer à long terme.

Trouvez de la motivation pour vous aider à rester sur la bonne voie

Suivre l'idée du régime anti-inflammatoire peut être difficile. Si vous ne faites pas attention et que vous n'avez pas une motivation décente pour vous aider, il sera encore plus difficile de voir les résultats que vous souhaitez.

Trouver un bon motivateur dès le départ vous gardera en vie et vous permettra de voir les résultats que vous souhaitez peut rendre tout plus facile. Pensez aux raisons pour lesquelles vous souhaitez suivre ce régime. Pourquoi est-il si crucial d'obtenir des résultats sur ce plan de régime et de voir les résultats que vous souhaitez?

Vouliez-vous perdre du poids? Ressentez-vous beaucoup de douleur sur tout votre corps et souhaitez-vous la contrôler autant que possible? Souhaitez-vous éliminer certains des problèmes de santé associés à l'inflammation? Êtes-vous fatigué de vous sentir toujours paresseux et épuisé et voulez-vous suivre et jouer régulièrement avec vos enfants? Ou y a-t-il une autre raison pour laquelle vous ne pouvez pas profiter des choses comme vous le souhaitez et souhaitez les utiliser comme motivation personnelle à long terme?

Chaque personne aura sa propre motivation, l'envie de travailler dur et de suivre le régime anti-inflammatoire. Et ça va. Vous devez déterminer ce qui fonctionne le mieux pour vous, puis le voir régulièrement dans un endroit que vous pouvez voir. De cette façon, vous prendrez soin de vous et n'abandonnerez pas le régime anti-inflammatoire, même lorsque les choses commencent à se compliquer.

Mangez avec un régime anti-inflammatoire

Les aliments que vous suivez dans ce régime sont différents de ce que vous pouvez faire avec d'autres régimes. C'est parce que vous devez vous concentrer sur éviter les aliments qui provoquent une inflammation. Et vous devez consommer beaucoup d'aliments qui peuvent limiter la quantité d'inflammation trouvée dans le corps.

Vous voudrez vous en tenir à des grains entiers sains, des viandes maigres qui contiennent beaucoup de graisses saines, comme du poisson, des graisses saines et beaucoup de produits frais. Lorsque vous pouvez bien combiner toutes ces choses, vous constaterez qu'il est beaucoup plus facile de voir les avantages pour la santé et de réduire l'inflammation à la limite. Décrivez maintenant quelques règles que vous pouvez appliquer pour vous aider à tirer le meilleur parti de votre alimentation dans le cadre de ce régime:

Essayez d'avoir une alimentation variée. Ce ne sera pas amusant de suivre ce régime et de ne manger que quelques produits par jour ou les mêmes repas. Bien sûr, cela rendra les choses plus confortables car vous n'avez pas besoin d'y penser. Mais il ne faut pas longtemps avant de s'ennuyer. Essayez d'éteindre les aliments que vous mangez et ajoutez beaucoup de couleur à chaque plat que vous mangez. Cela vous évitera de vous ennuyer et vous assurera que votre corps reçoit tous les nutriments sains dont il a besoin. C'est un jeu sain, amusez-vous!

Ajoutez de la nourriture fraîche. Si vous mangez toujours des aliments indésirables et transformés, vous ne vous en tirerez pas bien avec ce régime. Vos aliments doivent être aussi frais et sains que possible. Si vous pouvez essayer de rester dans les allées extérieures de l'épicerie, vous devriez être bon;

Éliminez la restauration rapide et les aliments transformés. Ceux-ci seront pleins de tous les nutriments nocifs que vous ne voulez pas avoir et provoqueront une inflammation. Si vous avez pris le temps de suivre ce régime, allez manger des aliments transformés; vous le remarquerez immédiatement. Découragez-le autant que possible et mangez à la maison pour vous aider à rester en bonne santé et à tirer le meilleur parti de ce régime;

Mangez beaucoup de fruits. Ce plan de régime vous demande de prendre le temps d'ajouter plus de fruits et légumes à vos repas. Il vous donnera les nutriments dont votre corps a besoin et aidera à éliminer certaines des toxines et des radicaux libres qui provoqueront l'inflammation dont vous avez besoin pour être en mesure de faire attention.

Essayez le régime d'élimination

Lorsque vous travaillez sur votre régime anti-inflammatoire, vous voudrez peut-être passer du temps à regarder le régime d'élimination. C'est une idée facile de se concentrer et de s'assurer que vous pouvez réduire tous les aliments qui provoquent une inflammation dans le corps.

L'idée avec ceci est que certains aliments sont plus susceptibles de provoquer une inflammation, mais ils ne provoquent pas d'inflammation chez chaque personne qui les mange. Parfois, vous serez d'accord pour manger ces aliments et d'autres fois, vous devrez arrêter de les manger pour réduire l'inflammation. Vous ferez le régime d'élimination pour voir si c'est le problème pour vous ou non.

Pour que cela fonctionne, vous souhaitez éliminer tous les aliments que nous avons abordés dans ce guide, qui sont considérés comme cancérigènes. Mais ensuite, nous devons également supprimer d'autres options. Souvent, vous devrez supprimer les produits contenant du gluten et des produits laitiers. Si vous pensez que d'autres options peuvent vous causer une inflammation, éliminez-les également.

Passez quelques semaines sur le régime anti-inflammatoire, avec ce régime d'élimination, et voyez comment vous vous sentez. Vous devriez voir que votre niveau d'énergie est élevé, que vous ne vous sentez plus ballonné régulièrement et que votre humeur s'améliore. Vous n'avez peut-être pas remarqué à quel point vous vous êtes senti mal jusqu'à présent. Et ça va. C'est un excellent encouragement qui vous assurera de vous en tenir à ce régime.

Alors plus tard, il est temps de commencer à réintroduire ces aliments dans votre alimentation. Faites juste un aliment, ou un groupe alimentaire à la fois, et voyez comment cela fonctionne pour vous. Si vous pouvez ajouter de la nourriture à votre alimentation et que vous ne remarquez pas que votre santé se détériore et que vous ne commencez pas à voir une diminution de la façon dont vous vous sentez, il est normal de manger ce régime alimentaire anti-inflammatoire. Vous constaterez que les aliments que vous pouvez manger en ce moment ne vous causent aucune sensibilité et sont parfaitement sans danger pour vous.

Mais, si vous décidez d'essayer à nouveau la nourriture et que vous vous sentez mal, si vous avez des ballonnements, si vous avez mal à la tête ou si quelque chose d'autre semble ne pas vous en faire, vous savez que vous y êtes sensible. Cela signifie que vous devez couper les aliments et ne pas vous concentrer du tout sur les manger. Ils provoquent beaucoup d'inflammation dans votre corps, même s'ils ne font pas de mal à quelqu'un d'autre, et prendre le temps de les éliminer fera une grande différence dans votre bien-être.

Il existe de nombreuses façons d'améliorer la santé de votre corps à l'aide d'un régime anti-inflammatoire. C'est une idée simple destinée à améliorer de nombreux aspects de votre santé en réduisant l'inflammation dans votre corps. Si vous pouvez suivre les directives qui en découlent et vous en tenir à certains des conseils ci-dessus, vous êtes sûr de voir une énorme différence dans l'ensemble de votre santé.